冥想
与
催眠

杨 安◎著

中国财富出版社

图书在版编目（CIP）数据

冥想与催眠 / 杨安著 . —北京：中国财富出版社，2017.3

ISBN 978-7-5047-6394-5

Ⅰ . ①冥… Ⅱ . ①杨… Ⅲ . ①催眠治疗 Ⅳ . ① R749.057

中国版本图书馆 CIP 数据核字（2017）第 014633 号

策划编辑 丰 虹	**责任编辑** 单元花	
责任印制 方朋远	**责任校对** 孙会香 孙丽丽 张营营	**责任发行** 邢有涛

出版发行 中国财富出版社	
社　址 北京市丰台区南四环西路 188 号 5 区 20 楼	**邮政编码** 100070
电　话 010-52227588 转 2048/2028（发行部）	010-52227588 转 307（总编室）
010-68589540（读者服务部）	010-52227588 转 305（质检部）
网　址 http://www.cfpress.com.cn	
经　销 新华书店	
印　刷 北京京都六环印刷厂	
书　号 ISBN 978-7-5047-6394-5/R・0094	
开　本 710mm×1000mm　1/16	**版　次** 2017 年 3 月第 1 版
印　张 15.5	**印　次** 2017 年 3 月第 1 次印刷
字　数 221 千字	**定　价** 36.00 元

前　言

生活中，来自不同方面的压力会让人产生诸多不良情绪，如因工作、人际交往、自我提升引起的焦虑，职业倦怠引起的抑郁情绪，压力引起的强迫行为、恐惧心理、精神分裂症等。这些都是心中的毒素，但却都可以通过冥想与催眠改变。

事实上，冥想与催眠除了能够解决人类注意力紊乱问题，还有帮助人们减轻压力的作用。通过对大脑的扫描可以知道：有规律地冥想与催眠，可以调节大脑神经，让处于压力下的大脑得到放松。

许多医学研究证明，冥想与催眠可以预防冠心病、前列腺疾病、高血压的发生，还可以减轻心脏病、艾滋病、癌症等慢性疾病所产生的疼痛，同时可以提高人体的免疫力。

一些大脑神经系统专家利用复杂的成像技术做测试，得出的结论更是让人激动：在深度冥想与催眠中，大脑如同身体一样会经历微妙的变化。冥想与催眠可以训练头脑，重新改造大脑。

任何一种冥想和催眠技巧都能起作用，在尝试不同的冥想和催眠技巧时，你会有不同的体验，你可以通过选择自己关注的焦点，创造出一种特定的心理状态。这种心理状态不但是真实的，也是有疗效的，可以打破旧的思维习惯，带来持久的积极变化。

每个人都拥有道家所谓的各种"神通"，这些就是人类的潜能，只是多数人不知道怎么运用，而运用冥想和催眠就可以快速开启人类潜能。

无论是一般人还是敏感体质的人，潜意识中总有许多正向与负向的元素，正向的元素是过去的学习能力，负向的元素则是尚未完成的生命课题。在还未完成这些课题之前，我们经常会被莫名的情绪和经验干扰，却不了解其中的缘由。许多演员及作家就有入戏太深的情况，戏结束了，情绪却无法抽离，对身心造成困扰，以致患抑郁病或自杀。

只有学习观察自己的正向思维和信念，才能让自己从不断重复的负向想法中抽离出来，进而产生正向动能。正向思维就像一道安全防火墙，让人们从此免于负向"病毒"的侵害，并带来持久的积极变化。

冥想和催眠的原则正是建立这样的正向思维。它能帮你培养一种应付疼痛、压力和痛苦的习惯。

冥想和催眠将向你揭示一个事实：你拥有选择权，可以选择让一个想法压过另一个想法。只要你认真练习，你就能打破旧有的思维习惯，养成能够从消极身心状态中摆脱、升华的习惯。

显然，作为提升生活质量和人生境界的重要修炼工具，冥想和催眠不失为你生活的极佳助手。只要你善用二者，你会发现人生理想境界的焕然一新并不遥远、并不困难，它就在你点点滴滴的修炼积累中发生、发展、成长、成就。

本书就是帮助你成为冥想和催眠大师的火种。书中除了全方位地阐述了冥想和催眠的意义、功能、训练方法以及在生活、学习、工作、管理等各方面的各种使用技巧外，还首次提出了行为催眠的概念，系统阐述了行为催眠的内涵、意义、应用和技术等。

对于每一位爱自己、爱生活、爱世界的人来说，对于各行各业积极关注和探索发展的人来说，这本书都是不可多得的好助手，帮助人们将人生正能量发挥到最好、最高、最完满的境界，协助人们更好更快地抵达结满健康、智慧、财富和幸福等累累硕果的美好果园。

作者

2016 年 7 月

目录 ———

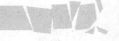

第三章　行为催眠：全新的概念

第四章　冥想的概念和技术

第五章　冥想与催眠的关系

第六章　心理催眠的常规应用

第七章　行为催眠企业管理学

第八章　行为催眠在营销中的运用

第九章　行为催眠的成功意义

第一章

冥想和催眠：
既不神秘也不
陌生

　　提到冥想，总有人认为很神秘，
同时有的人出于各种目的，有意利用
人们的这种迷惑心理，将冥想玄虚
化。其实，冥想既不神秘也不陌生。
与冥想有关的现象在日常生活和工作
中比比皆是。

关于"出神"和"入神"

出神，形容注意力高度集中，神情专注，像灵魂出窍了一样。

入神，是指对眼前的事物产生浓厚的兴趣而注意力高度集中或是达到精妙的境地。

二者都是注意力高度集中的状态。这种状态就是进入了催眠状态。在咖啡厅、地铁上、公交车上和电梯里常可看到这种现象，有坐公交车坐过头的，搭电梯下错楼层的。这种状态下的人们，语言会减少、不喜欢走来走去、面部表情松弛等。

所谓催眠术，是指催眠师运用不断重复的言语或动作向求治者的感官进行刺激，诱使其意识状态渐渐进入一种特殊境界的技术。而催眠疗法则是指用催眠的方法使求治者的意识范围变得极度集中，借助暗示性语言，以消除病理心理和躯体障碍的一种心理治疗方法。通过催眠方法，将人诱导进入一种特殊的意识状态，将催眠师的言语或动作整合入患者的思维和情感，从而产生治疗效果。

借助催眠，人就能够使用自我没有觉察到的天生能力和潜能。这种注意力更集中的状态让我们能照着想要的方向集中我们的觉察力，同时挡掉分心的事物。此外，催眠也是研究和开发人类人格的绝佳工具。

我们自己针对催眠所做的实验使我们确信，催眠状态只是普通意识状态的一个变奏而已。既然个人在日常生活中常常在毫无觉察的情况下进入出神和入神状态，那出神和入神状态无疑是意识的一个正常面向。它应该具有我们尚未发现的巨大潜能。

在睡眠中的意识层次也需要更多研究，因为调查显示，人格在做梦状态会展现有目的的活动，而且个人会尝试解决问题以及从事通常被认为只属于醒时人格的其他活动。

催眠只不过是提高专注力的一个方法。利用自我催眠，我们就能够换挡，改变我们的觉察焦点。

你有过很多次轻度的出神和入神状态，但你自己可能一点儿都不晓得。当你排除一切，全神贯注在一个问题上，很可能你就是处在一种轻度出神的状态。看电视时，你经常是在这种状态，全部的注意力都放在你正在看的节目上。

当你想要的时候，你可以进入这种状态并且善用它。要进入这种全神贯注的精神状态，有各种不同的方法。无论何时，当你想要的时候，这种出神和入神状态都能够帮助你迅速放松。

坐在一张舒服的椅子上或躺在床上，闭上双眼，从你的脚开始，放松全部的肌肉。大声地或在心里默默地告诉自己，你将完全放松，在你脑海里倾听那些话。在引发松弛上，暗示是非常有效的，你会发现你真的在放下。渐次放松所有的肌肉，从小腿上去，大腿、小腹、臀部、腰部，直到后背，向上放松脊椎直到颈部。

想象松弛扩展到肩膀，往下到手臂、手肘、手掌、手指。然后想象松弛延伸到颈、肩，一直到喉部、下颚、脸部肌肉，往上到眉和头皮。继续下去，你会感觉到紧张和神经质离开了你的身体。

一开始，这个过程可能要花上差不多20分钟。你可能花更多或更少的时间，视你集中注意力的能力而定。后来，你只要暗示自己做得到，就可以获得同样的结果。每当你用催眠术的时候，一定要告诉自己，在你选择的时刻或是数到三的时候，你就会立刻脱离催眠状态。

在任何情况下，出神入神一次持续太久的可能性很低，但你应该一直做好上述的预防准备。在此唯一真正的可能性是，你可能就这么睡着了。因此，你需要告诉自己你不会睡着。

不过，你的肉体会非常放松，所以万一头几回你真的睡着了，也别泄气，很快你便会学会维持适当状态的诀窍。在这种情况下，你的心智非常警觉，注意力也很集中。你的身体会放松，但你的心智不会受到身体的干扰。

你甚至可能怀疑自己是在轻度出神状态，因为有时候在你的觉察感受上很少有显而易见的差异。不过，在你和物质环境之间的有意识关系上，的确有一些微妙改变。你的双眼闭着，你知道房间在哪里，阵阵声音可能从街上传来。差别是，对于这种刺激，你不再感兴趣或关心。

催眠治疗的目的之一和冥想一样，是可以进入我们的潜意识，使我们不受逻辑、时间、空间所限，能回忆任何时空发生的事情。在意识觉察到的灵光一闪间，我们可体验到刹那的直觉、智慧、创造力与透彻绵密的转化过程。所以，催眠不仅可以开发人的潜能与强化人格优势，更能启发内在自我康复系统。能有效运用你潜意识的力量，就能开发你的潜能，创造美好丰足的生命。

杨安谈冥想与催眠

◆催眠是一种正常的状态，是一种注意力集中的自我觉知状态。

◆每一种催眠都是自我催眠。几乎每一个人都能被催眠，只是程度不同而已，某些人比其他人更容易被催眠。

◆催眠是科学的，也是超感官经验的，是可以用脑波仪验证的，却又无法以群体经验一言以蔽之，是纯个人心路历程的，却不神秘，纯粹是人类心灵力量的展现。

所谓的"专心"和"灌注"

所谓的"专心"和"灌注"，指的是一种现代式的冥思，是剥除了冥想的神秘外衣，专为匆促忙碌的现代人量身定制的方法，是身心两方面的解毒良药。"专心"和"灌注"的概念其实很简单，就是帮助你重新掌控人生，学习如何倾听内心和身体的需要，而不是随外在忙乱的世界起伏不定。

"专心"和"灌注"对于各种问题都有效。它指导过的病人有心脏病患者、溃疡性结肠炎患者、糖尿病人、癌症病人等，这项技巧能够减轻焦躁、抑郁感，这正是我们最终的理想目标之一。

"专心"和"灌注"是非常简单的技巧。最基本的做法就是：停下来，清楚地感受这一刻。最简单的办法是注意你的呼吸，如果有别的想法或烦恼出现，慢慢将它忘掉。刚开始时最好能训练自己，一天中"专心"和"灌注"45分钟，不过即使你只能做几分钟，同样也能让你的生活有很大的不同。5分钟也好，5秒钟也罢，尽情利用呼吸，忘掉烦恼；让自己真正体验当下这一刻，让自己真正做自己。

这里有一些"专心"和"灌注"的技巧，对你会有帮助：

（1）每天都充满活力地展开生活。可以选择一天比平常早一点起床，在还没有伸展手脚前就先注意呼吸，有意识地呼吸几分钟。

（2）注意身体躺在床上的感觉，慢慢伸展四肢，并且把眼前的这一天当成是一场充满惊奇的冒险，有各种的可能性存在。

（3）一天之中尽可能找个时间，偶尔停下来，坐下，感觉自己的呼吸，可以是5分钟，也可以是5秒钟。呼吸，放松，什么也别想。

（4）每天找个时间静坐，5分钟就可以，20分钟或30分钟更好。坐着，感觉自己的呼吸，只要心思开始飘走，就回头注意自己的呼吸。

（5）利用你"专心"和"灌注"的时间来思索，自己究竟要拥有什么样的人生。问自己下列问题："我是谁？""该往哪里去？""如果可以从头来过，我会选择哪条道路？""我真正热爱什么？"不一定非要有答案不可，只要一直问自己就好。

（6）每天尽量找个时间躺在地板上，全神贯注地舒展身体，即使三四分钟也好。随时注意自己的呼吸，倾听你的身体有什么话说。

（7）全心全意地去体验每一天的生活。可以利用沐浴的时候，真正去感受水流过肌肤的感觉，而不是迷失在千头万绪的思潮当中。吃饭时，也试着尽情品味食物的真滋味。

（8）练习善待自己。静坐呼吸时，让接受自己、珍惜自己的感觉，在心中升起。如果感觉溜走，就缓缓兜回来。可以想象自己正在双亲慈爱的怀里，沐浴着完全的接纳与宠爱。

（9）为"专心"和"灌注"积聚能量。

①开始先确定一个明确的意图并找到焦点。但是不能坐下，得站着，膝盖弯曲，以让血涌入四头肌。

②不用鼻子吸气，更不能平稳呼吸，应该强有力地用嘴呼吸。不要换气过度。

③当你在用力呼吸时，把胳膊放在身体的两侧，握紧拳头后再松开，连续做几次。

④释放你刚才在前臂和肩膀诱导出的所有张力，将它们抖出来。

⑤找到你的重心。

⑥感受一下聚积在那里的能量，或是想象它正在形成一个深潭。

⑦让你的能量从重心向上喷发，通过你的眼睛射出来直指焦点。

在我们的生活中，全力以赴、专心灌注是一种审慎的美德，而放纵散漫则是一种恶行……如果一个人事事喜好，见异思迁，那就好像到处撒播种子，到头来只会一无所获，抱憾终身。反之，即使是最弱小的生命，一旦把全部精力集中到一个目标上也会有所成就。

杨安谈冥想与催眠

◆"专心"和"灌注"是沉湎于思辨状态的物我两忘，是超越了现实存在的神思飞扬。

◆"专心"和"灌注"是一种自我调节的能力，也是一种良好的心理素质。成与败的一线之隔，往往正是这种素质的绝佳表现。

◆只要你善于"专心"和"灌注"，把你的注意力全部投入到你的目标上，就会引发你的另外一些与它们相和谐的想法，你很快就能领会到你所关注的这种思想的深刻意义。

"忘我工作"之"忘我"

在工作中，你对自己的工作是一种什么样的感觉呢？是一种无所谓的态度，仅仅当成赚钱的工具，还是把它当成了自己的事业？

创业过程中，你是否可以全心全意地投入工作，达到一种忘我的状态？

如果你已经这么做了，可以说，你真的离成功已经不远了。

公而忘私，舍己为人，在一切困难和危险的关头，挺身而出，英勇斗争，不惜牺牲个人利益乃至生命，都是"忘我工作"之"忘我"精神的体现，"忘我"首先来自对理想和事业的追求。在革命战争年代，无数革命先烈，抛头颅，洒热血，以"忘我"的精神为共产主义事业做出了不可磨灭的贡献。今天在和平建设的环境中，仍然需要"忘我"，因为还会遇到各种严重的斗争，还有反对侵略、保卫祖国的任务，就是在日常的、平凡的劳动和工作中也都需要有忘我精神。

无论我们身在什么样的公司，在什么样的职位上，公司都喜欢那种对工作充满热情的员工。如果只是一副混日子的模样，没有忘我的精神，那么加薪和提拔这类的事将永远轮不到你。资历与经验将不再是公司考虑录用人的唯一标准，公司更加看重的是职员的实际工作能力。

当一个人对自己的工作失去激情、失去热爱的时候，又怎么能期待他会有很大的成就呢？他又怎么能做到尽善尽美呢？公司又怎么会对这样的人加以器重呢？这样的人将永远不会为自己创造机会。

"忘我"不但是工作出成绩的巨大动力，还是一种令我们陶醉和愉悦的状态。当完全沉浸在某件事情的时候，我们就会忘掉周围其他的事情，甚至忘记时间，我们所有的烦恼就会因此烟消云散。

工作和生活中，可以用下列方法做到"忘我"。

1. 在巩固已有技能的基础上学习新技能

当人们处于"忘我"的境界时，事情本身带来的快乐与人们的能力密切相关：能力越强，技能越娴熟，做事本身带给人们的快乐就越多。也正是因为这些快乐，促使人们更多更好地完成任务。学习新的技能是增加"忘我"机会的一种重要途径，"忘我"的时候越多，我们能感受到的生活给予我们的幸福、快乐以及满足就越多。

2. 力求卓越

精通一项技能，既能给你带来技能本身的乐趣，也可以让你感受到成功的快乐。运动员们经常说"进入状态"，经历"巅峰时刻"，就是这个道理。其实做好任何事情都不容易，它既要求技能达到一定水平，又需要成功的机会。事物的复杂性需要我们不断地创新，同时也给了我们创新的机会。

3. 寻求挑战

你什么时候喜欢迎接挑战？哪些地方会有更多挑战，且可以发展和增长你的技能？当你熟练地运用自己的技能时，"忘我"的时刻才会发生，也才能让你得到提高。为了全面发挥自己的才能，你需要面对更多的挑战。忘我的境界通常发生在你选择的，并且全身心投入的那些事情上，比如运动、弹奏乐器，以及具有创新和挑战性的各种身体活动等。然而，只有自己的技能受到一定程度的挑战时，"忘我"才有可能发生。

如果你增加做事的挑战性，任何事情都有可能变得有趣。

4. 发挥自己的长处，做自己喜欢的事情

去做你喜欢并且擅长的事情。只要有过"忘我"的经历，那么你就有可能充分利用自己的长处。

5. 全身心地投入

作家和艺术家经常谈到"灵光四射"，有些时候作品就好像是它自己从大脑里流出来的一样。对所做的事情如此沉迷，专心程度如此之深，会使一个人完全抛弃过去以及将来的那些想法。处于"忘我"的时候，人们完全把注意力放在了当前的事情上，忘记了周围的一切。对所做的事情极度专注，投入自己的全部精力与注意力，因此真正做到全身心地从事一件事情，把自己与所做的事情融合为一个整体，这就是"忘我"。

6. 拥有明确的目标

把注意力集中在一个明确的目标上，对达到"忘我"的境界也很重要。

清楚地了解自己所做的事情。经常问问自己：做这些事情的目的是什么？要达到一种什么样的目标？

杨安谈冥想与催眠

◆ "忘我"是人的意识中的主观制约过程，是理性战胜杂念的过程。具备了"忘我"素质的人，有着更高的奋斗目标。他们的生活意义是奉献。

◆ 创业的道路虽然可能遭遇挫折，但只要你"忘我"地全心全意投入，创业成功也并非难事。

◆ 写作的人都有如此体会：在写不下去的时候，也不要放弃，经过反复思考、反复推敲，坚持下来，洋洋万言就诞生了。工作亦然，困难都是可以突破的，我们需要的是一种精神，一种"忘我"的工作精神。

"忘情"于人于事于境

当你完全忘记时间时，你通常在做什么？

生活中有没有这样的事情，它能够使你忘掉周围的一切？

你对某事如此专心，以至于其他的任何事情对你来说都变得无所谓，这种情况发生在什么时候？

积极心理学经常谈到"忘情"。当你对当下目标如此专注，以至于忘记了周围的事和境，包括时间，这就是"忘情"。

具体来说，当你遇到以下情况时，你就达到了一种"忘情"的境界：

把主要精力放在应对一项挑战上；

拥有明确的目标；

精神高度集中；

全神贯注于手头的事情，对周围事情毫不关心；

拥有一种控制欲；

没有时间感；

为了某事而做某事，没有其他目的。

生活中的这些"忘情"时刻，既能够给我们带来一时的快乐，也能够带给我们长久的幸福。研究还发现"忘情"有利于激发创造力、发挥自己的最高水平、开发智力、提高工作效率、找回自尊、减轻压力、增进心理健康等。

使用如下方法，可以让人更易达到和保持"忘情"的境界：

1. 使刺激引起的兴奋强烈起来

爱迪生在实验室可以两天两夜不睡觉，可是一听音乐便会呼呼大睡；苍蝇是四害之魁、瘟神之首，可是在仿生学家眼里，苍蝇竟成了"彩页"。可见，注意力与兴趣有着直接的关系。兴趣高的事情，对人的刺激就大，兴奋程度就高，人就容易忘情。

2. 设立意识隔离带

如果一天之中有10件事都是你想做的，但实际只有精力顾及一半，那么就对余下的几件"视而不见"吧。不要想不能做的遗憾，而只去想必做的事对你更重要。

3. 排除外界干扰

这里有两种办法可供选择：一种是闹中取静；另一种是闭门谢客，像作家那样，把自己关进书房，闭门苦读。演算数学题可以使人专心，因为做数学题稍一分心，就会做错或者根本做不出。如果你对数学没有兴趣，那就抄书吧！抄几页，注意力也就慢慢集中了。在这里，高尚的志趣，顽强的意志，完全可以对达到和保持忘情境界产生巨大的作用。

4. 将时间分块，在一块时间中你要保证一次只做一件事情

不管你是在洗碗、打电话、上课、玩游戏、和你的朋友说话，还是阅读杂志，试着把精力只集中于一件事上。要投入到你正在做的事情中去，你会发现有两件事开始发生。

首先，你将确实在享受你正做着的，甚至是一些平常的事，像洗碗或洗澡之类的。当你精力集中，而不是分散，你会完全被你所做的事情所吸引，并对此产生浓厚的兴趣，而不管它可能会是什么。其次，你将惊异于你如此迅速和高效地把事情完成。因为你把注意力放在此时此刻，所以，在你生活的各个领域你的技能都有所增进，比如写作、读书、干杂活以及打电话。

5. 黄金时间做黄金事

"黄金时间做黄金事"是时间管理的重要原则。所谓黄金时间就是人体能量的高峰期。虽有个体差异，但总的来说，能量高峰时个体的反应力、注意力、思维敏捷性都处于相对的最佳状态。把要处理的事务按轻重缓急排序，最重要的事放在"人体能量的高峰期"的时间来做，就更容易提高效率。

6. 了解弱点，自我节制

难以达到忘情境界的原因也存在很大的个体差异，比如，容易对各类新鲜信息产生好奇，经常网上"潜水"，浏览庞杂的信息；同事打扰时不知如何说"不"；无法从厌倦和焦虑的情绪中抽离，专注于眼前的工作；等等。

只有认真找到自己最突出的弱点，才能实施具体的对策。如果你总是在工作的同时浏览各种网页，频繁检查邮件，那么可以尝试处理重要文件时关掉网络，这样就能使消磨在网络上的时间大大缩短。如果你的自控能力较差，可以尝试用外部提醒的方式，比如在电脑前或办公桌醒目位置，贴张字条："不要聊天"。

另外，如果难以达到忘情境界的原因是情绪问题，比如目标难以完成有

压力、任务不合理、对上司不满等，就要先克服情绪问题。

7. 学会暂停

有时候，即使我们很努力，也无法达到忘情境界，这时就要学会暂时放弃。做一做其他的事情，比如适当的运动，爬楼梯、户外散步等。通常来说，运动会帮助你放松情绪，补充脑部供氧，从而提升能量。

8. 选择多种益智活动

可以选择一些益智游戏来帮助自己达到和保持忘情境界，除此之外，还可以利用绘画、刺绣、太极等活动，来达到和保持。

9. 要有持续而稳定的目标

将注意力放在某个特定对象上，然后维持这种状态，越久越好。为自己设定一个目标，当你为了目标去工作的时候，会发现达到和保持忘情境界的能力有了迅速的发展和变化。有一个目标就会迅速地进入工作而不受干扰。这是非常重要的，因为目标会让你的能量集中起来。

杨安谈冥想与催眠

◆不能专注于所做的事情，就会使我们产生厌倦。"忘情"的另一面就是缺乏热情。如果人们老是重复一些简单的工作，这些工作不需要什么技术，也不需要投入过多的精力，时间一长我们就会感觉乏味，从而失去热情。

◆"忘情"体验是发现一个人自身强项与优势的一个绝佳方式，也是全面体现自我的一种重要途径。

◆达到和保持忘情境界，需要内外的双向控制。既要从行为上控制，确保行为符合目标的要求，又要从内心控制自己，使自己的精力集中到要做的事情上。

用冥想解析"难以忘怀"

人们常会不自觉地忘怀一些原本应该记住，也是自己想要记住的事情。于是，"难以忘怀"就成为每个人都希望拥有并自如运用的卓越能力。

当人长期被压力、坏情绪困扰时，身体里会持续地分泌一种叫作"可的松"的荷尔蒙，会对大脑的功能，尤其是记忆力产生负面影响。它会干扰大脑细胞中神经递质的"工作"，让压力大、情绪坏的人越来越健忘。

但这些问题却可以通过冥想来解决。有医学方面的研究表明，每天坚持20分钟的冥想可以有效地锻炼大脑功能。因为我们的身体停止了运动，所有的注意力都投注到意识上，使得大脑皮层里负责注意力、记忆力的部分有所增厚，也就可以更好地发挥作用。

当一个人以莲花坐姿坐着时，即使不静坐冥想，他的脑波也会立刻从 β 波变成 α 波，当熟练瑜伽的人静坐时，他们的脑波是连续的 α 波。

α 波表示一种无焦虑、不紧张的状态。当一个人从事思考或处于忧虑、紧张状态时，他们的脑波大部分是 β 波。医学专家认为 β 波是产生生活环境病或癌症、精神病、失眠、神经症等疾病的原因之一。

脑波由 β 波变成 α 波表示一个人的心灵变得较平静，全身肌肉变得放松，此时，想象力、创造力或灵感便会源源不断地涌出，对于事物的判断力、理解力都会大幅度提升，同时身心会呈现安定、愉快、心旷神怡的感觉，体内的内啡肽、吗啡、多巴胺等激素的分泌越来越活跃，因此人体的免疫力会逐渐增强，杀菌能力和抵抗力也会提高。

科学实验证明，冥想可减少沮丧、压力、冷漠、失眠和心不在焉等不良情绪，且能增强注意力及记忆力。自主神经系统与人脑的下视丘相连，它由中脑的边缘系统所控制，冥想能影响一个人的中脑，从而稳定下视丘及人的情绪。

在对有 1~30 年冥想打坐经验和没有打坐过的各 15 位志愿者的大脑核磁共振图进行比较后，科学家发现，冥想打坐增加了前额叶脑皮层和右前脑岛等脑皮层区域的厚度，而这些区域是控制人的注意力和感知能力的地方。

下面介绍一种简单的适用于我们日常操作的冥想法：

第一，准备工作。在冥想之前，要穿上宽松的背心和裤子，再进行简单的解压运动。首先，轻握拳头，轻柔地按摩腹部，使自己的身体不断地得到放松。其次，平躺于地板，左右来回滚动自己的身体，使整个身体的肌肉都得到放松。最后，想象自己被包裹在明亮的光芒之中，设想一种安逸而幸福的感觉。

第二，正确的姿势。选择瑜伽中的静坐方式坐定，然后，双手的大拇指和食指相抵，其余三个手指自然伸直放松，最后将双手置于膝盖之上，掌心朝上。然后，放松全身肌肉，使身体内的紧张因素逐渐得到缓解。

第三，冥想的方法。专注于自己的一呼一吸，找到呼吸和身心的切合点。也可使用集中冥想法进行冥想，确定一个对象，调节呼吸的同时让自己的思绪随着一起升华。另外，还可以借助鸟语花香、山谷明月、林中溪水等一切可以让你内心得到舒缓的外界事物进行冥想。

第四，冥想的呼吸方法。经过 20 分钟左右的静逸感觉之后，接下来用 5 分钟的时间进行腹式呼吸。仰卧，将手轻轻放在肚脐上，随着呼吸的节奏收缩腹部的肌肉，尽可能将肺部所有的废气都吐出来。当熟练了腹式呼吸之后即可进入冥想的状态。这时，如果有冥想音乐的辅助更能较快地进入冥想境界。

冥想是一种感受，是由心灵的感受去影响身体，使人得到健康的生活方式，是一种对生命"体悟"的过程。

每天留一点时间让自己进行冥想，整理一下自己凌乱的思绪，让自己对自己想要记住的事物具有"难以忘怀"的力量，通过意念与身体的协调一致，使我们达到更幸福、更健康的生命状态。

杨安谈冥想与催眠

◆冥想可以调节精神状态，弥补睡眠不足所带来的亏空，虽然时间并不是很长，但却能真正达到精神饱满的状态。

◆当我们的生活需要靠手机、备忘录提醒时，因为缺乏了系统的练习，记忆力"居低不上"。而冥想，可以协助我们渐渐地摆脱这种状况，渐渐地找回我们失去的记忆力。

◆当我们透过冥想驱除内心的那些烦乱和累赘，让心境变得轻松而愉悦时，你的注意力就不会被过多的事物干扰，可以轻装上阵，专注于那些有益的事情，记忆力自然也会有所提高。

说说"十分投入"这个词

顾名思义，"十分投入"就是全身心地投入事情中。

每个人的一生中，都需要做很多事情。在做事时，如果三心二意，不用心，你就会感觉到，要做完这件事多么艰难。究其原因，是因为你没有专注于这件事，不能"十分投入"地做好这件事。

但是，在这个丰富多彩、纷繁复杂的世界里，各种对感官的刺激纷至沓来，也常使我们目不暇接、耳不暇听。这就分散了我们的注意力，妨碍了大脑皮层优势兴奋中心的形成和稳定，从而影响我们对某一特定事物的清楚的、深入的认识，导致难以优质、高效地做好事情。

因此，我们必须善于调控自己的注意力，使它能够根据我们的需要而有一定的指向性、集中性和稳定性。这种调控注意力的能力，就是我们所说的"十分投入"。

培养"十分投入"的做事习惯的方法如下。

1. 随时明确注意的目的

注意有两种，一种是无意注意，即自然产生的、不需要做主观上的努力的无目的的注意。例如，强烈的音响、变幻的灯光、新鲜的环境等都自然而然地引起我们的注意，不需要主观上的努力指向与集中。

另一种是有意注意，即主动的、需要做主观上的努力的有目的的注意。有意注意是人类特有的一种心理现象，它使人能够从众多的外界刺激中选择有意义、有价值的注意对象，并对其实现付出努力，从而达到预期的认识目标与行动目标。专心学习和工作就是这种情况。因此，我们要努力增强注意的目的性，通过语言信号系统自我下达注意任务，训练自己善于把感觉和思维调遣、集中到当前目标上来的能力。

2. 努力培养对注意对象的兴趣

饶有趣味的事物，会引起我们情不自禁的注意。例如，悠扬悦耳的音乐，色、香、味、形俱佳的菜肴，华美的衣着，姣好的容貌等，很容易吸引人们去顾盼或倾听。但是，在日常的学习、工作与生活中，我们常会遇到一些自己原本不感兴趣而又必须做的事。这时，我们就必须努力使自己的注意力集中到这些事情上来。但要长时期地迫使自己注意枯燥无味的事物是很困难的，这种有意注意难以稳定、持续。因此，要设法唤起自己对必须注意的对象的兴趣。

3. 有意识地经常进行调控注意能力的训练

我们可以经常提醒自己集中精力注意某一事物，目不斜视，耳不旁听，力求在大脑中只形成一个兴奋中心。过一会儿，再把自己的注意力迅速转移到别的事物上，而置原来的注意对象于不顾。经常这样练习，就会提高自己调控注意力的能力。

注意力的集中与稳定是深入认识客观事物、提高学习效率的必要条件，因此，我们必须努力提高自己调控注意力的能力。

4. 学会转移注意力

这主要针对有强烈自我感觉的人而言。既然注意力在自己身上，有效的方法是将注意力从自己身上转移到别的事物上。比如，开会时关注别人的发言或自己的发言，不要考虑别人会怎么看我，我是不是引起了别人的注意。

5. 努力克服自卑和恐慌

在一般情况下，这些消极因素对人的注意力的影响比较大，持续的时间也比较长。当你开始行动时，这些讨厌的东西就会让你难受。你要意识到它们的存在，想办法将它们驱赶掉，采取自我激励的方式，多给自己打打气，尽量将心态恢复到积极状态中。

6. 克制情绪，保持头脑冷静

当你情绪低落时，最好的办法是马上将自己的思维带入工作中，强迫自己想一些与工作有关的问题，因为思维是持续不断的，你会连续不断地思考下去，直到进入行动状态。也可以利用外界的事物，比如听听优美的音乐，看一件精致的艺术作品或读一篇有趣的故事。只有保持情绪的平静，才可能让大脑冷静下来，专注于行动上。

7. 不要人为地分散精力

人的精力是有限的，如果将有限的精力分散到许多事物上，可能每一件事情都办不好。如果"十分投入"其中的一件事情，可能这一件事发生的作用比干几件事还要大。分散和专注是两个截然对立的行为，切忌三心二意、心猿意马。

无论什么事情，只有"十分投入"地去做，事情才能获得成功。如果注意力不集中，事情就会难上加难。事情的成功与否，总在于你的思维、你的态度、你对事情是否"十分投入"。

杨安谈冥想与催眠

◆很多时候，事情变得特别复杂，甚至很棘手，正是因为不能"十分投入"。如果你不能全身心地专注一件事，一些多余的无用的想法就会困扰你，这很容易让你的思维散漫，让事情变得复杂。"十分投入"于每件事，事情才能做得更完美。

◆"十分投入"于你所做的事情，任何事情就都不是难事。在做事时想东想西、忽左忽右、迟疑不定，事情就会越来越复杂，失败就会如影随形。

◆世界上之所以有无数人失败，并不是因为他们的才能不够，而是因为他们不能"十分投入"，不能全力以赴地做适当的工作，使精力徒耗在许多无益的事上，而他们竟然从未觉悟到这一点。

什么是"迷恋"或"痴心"

欲望是促进人类不断进步、不断超越的动力，如果没有了欲望，人们的生活也就失去了激情。但是，如果欲望超出了一定的界限，就会变成贪婪。一个人如果被过度的欲望所操控，心理认识上就会陷入一个误区，行动上也会被误导。

其实，人生中的很多错误都是源于对人或事物的贪婪，假如一个人有着太多的欲望，那么在他人生的旅途当中就会因为身背重负而寸步难行。

太迷恋、太痴心某样东西或某一个人，都不是明智的事，等于是慢性自杀。

你越迷恋、越痴心的东西，越要耗费你的生命和各种资源来获得，甚至让你忘了你心中真正的愿望、理想，而迷失了自己。

迷恋、痴心生妄想，妄想生恶果，人生也从此发生改变。

佛家将"贪、痴"称为无明，意思就是说对某种事物或某个人达到了无休止、无限度的迷恋程度，使之成为一切烦恼的源头。

迷恋、痴心而又得不到，怎么会不伤心难过呢？越得不到，则越想得到，越想得到却又越得不到，在这一轮轮的循环中，善念灭，恶念生，到头来却是一场空梦。

现实生活中，"痴人"比比皆是。比如，很多父母明明知道自己的孩子对某一专业并不感兴趣，依然让孩子学习这个专业，只因为这个专业毕业后容易找工作，却不知道自己的这种迷恋或痴心，对孩子来说是怎样的折磨。还有一些人，明明知道对方已经不爱自己，可依然苦苦纠缠，甚至自虐，期待用这种方式留下对方，却不知自己的这份迷恋或痴心，只能让对方离自己越来越远。

生活告诉我们：有的事情，与其迷恋痴心，不如放手，这样反倒能给自己留下更多的空间。

以下方法可以做到从错误的迷恋、痴心中解脱出来。

1. 学会克制自己的欲望

人的欲望是无穷的，当我们专注于某件事情的时候，应努力摒弃那些私欲杂念的干扰，做到"无欲则刚"。

2. 规范自己的言行

高标准要求自己，认真对待自己说过的话，严格约束自己的行为，凡事尽量做到"言行一致"。

3. 以平和的心态对待眼前的一切

当面对自己迷恋、痴心的诱惑时，积极暗示自己，调整自己的情绪，以平和的心态对待眼前的一切，做到"不为所动"。

4. 拒绝不良诱惑

当我们管不住自己时，就想一想拒绝这种不良诱惑的结果是怎样的。比如，拒绝了网络游戏，就可以多一点时间学习业务知识，尽早在工作中做出业绩，获得加薪和升职的机会。也可以向相反的方向联想，比如，如果被网络游戏诱惑，通宵玩游戏，第二天上班就会精神不振，工作效率低，甚至遭到上司的责罚等。

5. 提醒自己要自律

在日常生活中时刻提醒自己要自律，同时也可以有意识地培养自律精神。比如，针对自身性格上的某些缺点或不良习惯，限定一个时间期限，集中纠正，效果会比较明显。

6. 列清单

将每天要做的事情列一份清单，完成一项就画去一项，工作和学习的时间可以自行掌握。如果觉得有些干不下去了，就休息一下；如果一下子全部做到了，就稍微奖励一下自己。

7. 不要找借口

不论任何时候，都不要给自己找放纵的借口。累了，可以适当放松，但绝不能放纵。

8. 拿得起放得下

学会拿得起放得下，学会满足，这样就不会因为没有得到的东西而耿耿于怀，也不会过于计较自己那些不如他人的地方，结果让自己陷入不快乐之中。

9. 提高修养

提高自身的修养，不断增加精神世界的追求，这样不仅能控制住自己对物质的欲望，还能提高自身的品德素养。

10. 享受平静的快乐

花一些时间独处，再花一些时间与你最在乎的人在一起，享受平静的快乐。带上家人，或者约上几个好友，一起到大自然中散步、旅游，也会对你的生活起到调节的作用。

杨安谈冥想与催眠

◆对于应该拥有的东西，我们要努力争取；对于应该丢掉的包袱，我们要尽力割舍。

◆过于迷恋追求一些东西，就是在奢恋身外之物。奢恋身外之物就会给自己的生活戴上沉重的枷锁，生活也就会变得不堪重负。我们要想摆脱枷锁，就应该学会遏制不良欲望，懂得克制贪婪。

◆人生的高度应是一份知足的淡然，生命的高度应是能取能舍、当取则取、当舍则舍、善取善舍的那份安然。

从 "公路催眠" 现象说起

公路催眠是指驾驶员在长途跋涉、紧张的驾车过程中，注意力高度集中并长时间目不转睛地注视前方，产生视觉疲劳，逐渐地进入催眠状态的现象。特别是在较宽阔、直线行驶而平坦的高速公路上面，驾驶员最容易发生公路催眠现象。这种现象最容易导致重大交通事故的发生。

简单点说，催眠现象是人的一种自然适应的反应，生活中随处都有这样的自然催眠现象。

长途乘车旅行也是同样，旅行中单调、刻板的车轮转动声会成为催眠性刺激诱人进入催眠状态，在催眠中似乎能听到列车员报站的声音，而对其他声音则迷迷糊糊甚至一无所知。

凡是单调、重复、刻板的刺激都能诱发不同程度的催眠，我们每一个人都有这方面的体会，这是人的正常反应；而催眠术则是帮助人们开发和利用自身的这些功能，为调整身心状态、提高生活质量服务的。

那催眠到底是什么呢？从现代催眠学创立伊始，催眠这个词就不是那么准确和恰当，因为催眠很容易让人们理解为催人入眠，但是，随着催眠学的不断发展，研究者对催眠状态的进一步探索，他们对催眠有了更为深刻和广泛的认识。他们发现催眠与睡眠尽管有相似之处，但实质上还是泾渭分明的。

至于催眠的定义，不同角度产生不同概念：从技术角度讲，通过连续、反复的刺激，引导受术者（被催眠者）进入一种高度可被暗示的意识状态，这个过程就被称为催眠。

也可从意识形态来描述，当人进入一种身体放松、内心宁静的状态，而且意识清晰，甚至比平常更清晰，我们就把这个过程称为催眠，把这种状态称为催眠状态。

从直觉的范围来讲，也可以这样定义：催眠是一种知觉窄化聚焦的状态。

也可以从潜意识的角度来描述，催眠就是在意识与潜意识之间搭起一座桥梁，使人可以在意识清醒的状态下，直接与潜意识沟通。

如果从觉醒的角度来谈，催眠，就是引导进入专注、觉知的状态，调动潜意识的大智慧，进行内在探索、身心治疗……催眠，就是一个活在当下的催眠师，引导另外一个人活在当下，然后一起来完成预定的目标。

而经过催眠之后的状态，则跟睡眠相似，表面呈现出来的是精神恍惚的状态，主动性反应降低，注意层面逐渐变窄，容易受到催眠师的暗示并按其引导行事。知觉扭曲并出现幻觉，没有的物体受术者认为会有，也会在催眠师的引导下，想象出来各种疑似真实情况的情景被还原，并在这种设想的极其真实的情境下，表现出害怕恐惧、紧张不安等平时难以表现出来的状态，以及回想起曾经忘却了的各种场景并且复述出来。

催眠既不神秘也不荒诞，而是一种科学的心理治疗方法，也是一种自然现象。催眠术作为一种特殊的心理调整和治疗技术，相对于其他方法更加有效，解决问题也更加彻底，因此它越来越多地受到各界人士的关注，研究越来越深入，应用也越来越广泛，尤其作为一种有效的心理调整和放松技术，在缓解各种心理压力、调整身心方面，具有独特的优势。

我们生活中的许多问题都可以利用催眠来解决，诸如催眠可以帮助戒烟，减轻压力，消除恐惧，止痛，提高自信，激发动力，增强注意力及记忆力，提高学习能力，加强身体素质表现，提高创造力，勇于做决定，敢于负责，忆起梦境，唤醒儿时记忆，减轻焦虑，帮助入睡，减肥，改善人际关系，获得灵性指引，去除不良习性，帮助生产顺利，还有利于手术及拔牙中的止痛等益处，数说不尽。

总而言之，催眠在我们生活中是非常重要的一种治疗手段，它可以帮助我们在遭遇不同境遇时及时获得转机，改善旧生活，改变坏习惯，让你找到与自己潜能沟通的大门，让你的内心世界做出改变，让你忘记过去的失败及不良的情绪，为你规划将来的美景，从而为我们提供一个更加健康和积极的生活方式。

杨安谈冥想与催眠

◆催眠既不神秘也不荒诞，而是一种科学的心理治疗方法，也是一种自然现象。

◆如果从觉醒的角度来谈：催眠，就是引导进入专注、觉知的状态，调动潜意识的大智慧，进行内在探索、身心治疗……

◆催眠在我们生活中是非常重要的一种治疗手段，它可以帮助我们在遭遇不良境遇时及时获得转机，改善旧生活，改变坏习惯。

第二章

必须弄明白的
几个专业术语

各行各业都有专门的术语，冥想和催眠也一样。

意识：显意识和潜意识

　　说到北极的冰山，大家会联想到什么？许多人会联想到寒冷、孤独等，但经过调查更多的人却会联想到一部电影——《泰坦尼克号》。这是为什么呢？答案就是这部电影催眠了我们。《泰坦尼克号》里面动人的爱情与影片高潮撞到冰山的悲壮景象，催眠了我们。所以一说到冰山，大家就会想到《泰坦尼克号》，这也是一个人潜意识里所蕴藏的东西。

　　现代心理学已达成这样一个共识：人的意识就好比一座冰山，浮出水面能看到的这一小部分是显意识，而埋藏在水面之下的大部分则是潜意识。人的一言一行少部分是由显意识控制的，剩下的则由潜意识控制，但是关于这一点，人们往往没有觉察到。

　　意识是具体事物的组成部分，是人脑把世界万物分成生物和非生物两大类后，从这两大类具体事物中抽象出来的绝对抽象的事物或元本体，是具体事物的存在、运动和行为表现出来的普遍性规定和本质，是每个具体事物普遍具有的自主、自新、自律的主体性质和能力。

　　意识常常被称为客观心理。客观心理指通过身体的五大感官认知客观事物的过程。也就是通过观察、感受等方式，使人们获得知识。客观心理的伟大功能是推理。

　　潜意识，是相对于人的主观意识而言的，顾名思义，通常指一个人意识不到但确实存在的内在的精神领域，又称"右脑意识""宇宙意识"，也称"祖先脑"。

潜意识常被人称作主观心理。它是产生感情的地方，是记忆的仓库。当你的五官停止活动时，就是它的功能最为活跃的时候。也就是说，当客观心理终止活动或处于睡眠状态时，主观心理的智慧就彰显出来。

意识和潜意识有很多区别。

1. 从所占大小方面来说

潜意识约占大脑大小的 92%，而意识仅占剩下的 8% 左右。

2. 从视力方面来说

意识会通过双眼视物，而潜意识却和外在没有联系，故而潜意识无法区分实际和想象。意识依赖感官输入信息，引起心理反应，如我们在大街上看到车祸现场血流满地的时候，会吓出一身冷汗。而对潜意识来说，当我们梦到车祸的时候同样会吓出一身冷汗，同样会尖叫，尽管我们没有看到真实的汽车和人。

3. 从表达上来说

意识的想法会通过内在或外在的声音传达，如一个男生喜欢一个女生，他会说："我喜欢你！"而潜意识拥有的词汇很少，它一般通过梦境来表达。我们平常所说的"男生恋爱会写诗，女生恋爱会做梦"就是这个道理。女生由于含蓄羞涩的天性往往通过梦境来表达她的感情。再如，很多贪官污吏或做贼心虚者，白天可能看上去没什么异样，但到了晚上常常做噩梦，这说明他在潜意识深处还是会害怕，尽管他从未说"我害怕"三个字。

4. 从功能上来讲

意识控制自主功能。例如，我们可以有意识地举起或放下我们的手臂。意识有个重要特征，就是一次只能做一件事。意识无法同时做两件事。某些人可能会反驳，认为自己可以同时阅读和看电视。如果你真的在某一时刻意识到你当下正在做的事，你会发现自己不是在阅读，就是在看电视。

《纽约时报》报道的一项科学研究表明，在有意识的情况下，人类无法同时开车和打手机。换句话说，你不是在开车，就是在打手机，但你没办法同时做这两件事。核磁共振记录的大脑活动让科学家发现，大脑仅提供相当有限的空间给需要注意力的工作。其中一名科学家表示，如果你真的想仔细倾听来电者说了什么，你会闭上眼睛。

而潜意识则不同，潜意识可以在同一时间内完成许多事情。我们不需要苦心孤诣地想着呼吸、想着消化食物等。感到热的时候，不用思考，我们的手会自动解开衣扣，或提提衣领透透气。感到冷的时候，我们会瑟瑟发抖，不知不觉间，我们已经缩成一团了。这些都是潜意识在起作用。

5. 从认知方面来说

意识通过逻辑思考，过滤掉大部分进入意识的信息，它就相当于海关，先把信息检查一遍，然后再把这些信息放入意识中。而潜意识则不同，它对所有的信息都照单全收，其实当意识"检查、选取"之后，所有的信息就全部进入了潜意识。人的意识直到3岁才开始发育，到了20岁左右会发育完全。而潜意识则自始至终都存在，因此，潜意识对人有巨大的影响。

6. 意志力方面，意识和潜意识也不同

意识是有知觉的，集中意识需要发挥意志力，当学习、思考、研究的时候，都需要我们通过努力才能做到。

而潜意识则不同，它不需要努力就能做到，例如，我们不需要费力就能做到漫无边际地遐想。潜意识的能量源源不绝，一个人的大脑终其一生一直在无休止地工作。所以一个人最厉害的地方，就是能做到利用潜意识为有目的活动服务，也就是习惯。

所以，意识有意志力，潜意识则掌握力量，当意识和潜意识合作无间时，就是人们平常所说的"一心一意"。但是当意识和潜意识发生冲突时，一个人就不会有意志力，就会表现为"三心二意"。一个人的意识无法直接制伏潜意识，无法以"意志"驱使潜意识做事。

精神分析学的研究表明，意识的发展离不开潜意识的支持，精神疾病、心理障碍的本质，是意识与潜意识的相互冲突，二者不能和谐共处、协调作用。

在积极促进意识和潜意识的合作方面，冥想和催眠是很好的方法。因此，我们要掌握好冥想和催眠，使意识与潜意识协调配合，调控自己的心理，有针对性地改变个人的生活方式，为精神能量的有意义流动创造适宜的条件。

杨安谈冥想与催眠

◆意识就像是一个看门人，它能够防止潜意识被错误的观念污染。这一点是非常重要的，因为潜意识对于暗示非常敏感，它从来不做任何推理或比较这类理性的认知活动，而是把这些理智的活动交给了意识。一旦意识认同了某种观念，潜意识就会毫不犹豫地接受。

◆意识与潜意识的关系就像将军与士兵的关系，打胜仗的是百万大军，但还需要将军发号施令，士兵才会采取行动。

◆潜意识和意识是可以相互转化的。经过多次反复或强烈的刺激，意识可以变为潜意识；相反，受刺激后的潜意识又可变为意识。因此二者没有绝对的界限。

入定："定"不是指"不动"

入定，也就是"入于禅定"。"禅"在佛教里的意思就是指在定中产生无上的智慧，以这种无上的智慧来印证、证明一切事物的真如实相。"定"并不是指"不动","定"和"止"是同一个意思，所谓"止"，梵语为"奢摩他"。

海空法师在《〈密宗无上瑜伽部如意轮金刚法〉开示心要》里认为，"止"是指"心持续专注一境而寂定不动，其心寂止之处，心得凝住，依止于定，此定即是凝心住处"，即所谓"心一境性"。用现代的语言解释，就是说心思不乱，使心平静下来并且注意力集中在一种事物上面。有时候一个人非常专注地做一件事，心里没有其他杂念，这也是一种形式的"定""止"。

通过修习入定，我们可以提高自己的定力，处变不惊。在任何复杂艰难的环境下，都能保持冷静，富贵不淫其事，贫贱不移其志。这样我们的心才能够不随境转，才能够做出正确的决定和决策。

入定让我们更接近自己的思维和情绪，让我们跟身体保持联结。这个方法能培养出无条件爱护自己的能力，能帮助我们成为一个真正有爱心的人。

通过入定我们会逐渐发现，内心永不休止的对话终于有了空隙。正值我们和自己喋喋不休对话的时候，我们突然经历到一段空当，犹如大梦初醒一般。我们发现自己突然有能力放松下来，安住在那清明、开阔、早就存于心中的本觉。

因为人们的积染太深，心中的杂质太多，只要生产线一启动，污染物就会附着于原料和产品中。相对来说，那些修养高深之人比较容易"入定"，因为他们经过多年布施、精进、持戒、智慧、忍辱的修持，心灵已经被清扫得比较干净了。普通人如果品质纯良、心灵洁净，通过修习，也可能得到"禅乐"。下面介绍几类人群学入定的方法，有兴趣的人不妨试一试。

1. 修入定须满足一定要求

坐禅看起来简单，两腿一盘，什么都不想就行了。其实这看似最简单的事恰恰最复杂，不仅修法多，目的不同，结果也大相径庭。因此修入定须满足一定要求：

（1）遵守必要的行为规范。

（2）饮食洁净。

（3）环境安静。

（4）有好的指导老师。

（5）节制乃至杜绝五官受色、声、香、味、触五种欲境的勾引。

（6）克服贪欲、嗔恨、嗜睡、躁动、多疑等负面心理。

（7）合理调节饮食、睡眠、身体坐姿、呼吸以及心理状态。

2. 官员学定要诀

做官的人，身居高位，处理政事，内心多烦乱，难得专一，入定很难。如果要修习入定法，首先，要有虔敬心，供养经卷，每日早、中、晚焚香礼佛；其次，还要坚持做如下十五件事：

（1）不杀生。

（2）救活生命。

（3）不妄取非分之得。

（4）以恩惠施舍于人。

（5）不淫秽。

（6）远离声色。

（7）不欺负和敷衍他人。

（8）向上级进忠言，善于劝谏。

（9）不好杯贪醉。

（10）不用酒施惠于人，即不以设酒宴请表示亲善之意。

（11）保护弱势者，使之不遭冤屈。

（12）以仁心治理百姓，使之安居乐业，各得其所。

（13）宽容大度，对不肖之人加以包容，并以正道教化他们。

（14）对前来投诉或打官司的人，应公正处理，不徇私枉法。

（15）以善道劝告上级领导。

以上十五件事，大部分属于官员本分上应该做好的事，并不是勉为其难，但对很多官员来说，能做好三五条就算不错了。本分上的事都做不好，即使上级不追究、下属不闹情绪，心里也难免七上八下，怎能入定？

3.普通人学定要诀

普通人如果真心学定，可以手抄经卷供养，每日早、中、晚焚香礼佛，然后做好以下五件事：

（1）谨守不杀、不盗、不淫、不饮酒、不妄语五戒。

（2）保持内心柔和，调整好情绪，对一切众生都谦逊对待。

（3）按正确的原则做事，不文过饰非。

（4）乐于助人，不吝惜力气。

（5）看见老弱病残者，怜悯他们，帮助他们，要真心实意，而不是假心假意。

以上五事，主要是把人做好，不做伤害众生的事，这样凡事无愧无悔，也不易跟人起争执，入定就相对容易了。

4.普通女子学定要诀

（1）亲近贤友，谨守不杀、不盗、不淫、不饮酒、不妄语五戒。

（2）即使饥寒交迫，也不杀、不盗。

（3）即使一人独处，也不邪淫，努力克服淫念。

（4）即使家贫，也不以欺诈手段而求钱财。

（5）对他人的饮宴歌舞之乐，不要羡慕。

（6）遵行正法，视之如佛。

（7）常行五种善心，即念施心、恭敬心、礼节心、谦逊心、平常心。

（8）即使没有钱财布施，也要常做力所能及的善行。

以上三类人学定的方法不一样，越是富贵的人越难，越是贫穷的人越简单，这是为什么呢？"富贵学道难"，有钱有闲的人，恣情纵欲的时候多，奢侈享乐的条件好，学定不易，只有诚心修炼，严守戒律，才有可能得入定之乐。相反，普通男女，每日忙于事务，没有那么多闲心、闲工夫思考逸乐之事，相对而言，心神比较专一，学定容易多了。

杨安谈冥想与催眠

◆定是心住一境而不散乱。如果妄想纷飞，心绪纷乱，那就不是定。

◆入定，就是心住一境下的静思维，入定是通向悟道之门的极佳修持方法。

◆养生者可以通过修炼入定，明心见性，消除常人的无明和烦恼，调整身心，改变现实中人的病态，恢复其自然状态，从而达到促进养生者健康、长寿的目的。

入静：如何正确理解"静"

入静，用通俗的话来讲，就是养生学家们通常所说的静坐，精神内守。具体方法为，盘腿而坐，深呼吸，闭目静坐 30 分钟，脑中排除一切杂念。

在这里，"静"主要指精神上的清静，以及形体活动处于相对安静的状态。《庄子》说："必静必清，无劳汝形，无摇汝精，乃可以长生。"《医述·医学溯源·养生》说："欲延生者，心神宜恬静而无躁扰。"《素问》说："静则神藏，躁则消亡。"这都说明人应该保持精神上的安定舒畅，心境上的平和宁静。只有心静方能气清，气清方能神凝，神凝方能心定，如此神藏而不妄耗，才有助于身心健康。

通常，人体"入静"以后，可以通过身体内部的调节，影响身体各系统的功能，进而起到防治疾病、强身健体的作用。一般人谈及静功，便会想到屈膝盘腿而坐，并认为这是静功的基本姿势。其实，这是对静功的一种误解，真正的静功，并不拘坐卧，只要身心放松、心无杂念，进入完全安静的状态，自然会健康长寿。

现代科学也证明，静功的练习不仅对一般的精神紧张、焦虑等有显著疗效，而且也适用于各种身心疾病的预防与康复。因为当人的身心都"入静"之后，人体器官、肌肤、心血管、神经等系统也将处于放松状态。这时身体气血调和、经脉流通、脏腑功能活动有序，不仅血压下降、呼吸频率和心率减慢、全身肌肉张力下降、心情轻松愉快，而且全身也会产生舒适的感觉。

这里介绍八种简单、有效的练习方法。

1. 数息法

此法要求在练功中默念自己呼吸的次数，以一呼一吸为一次，要数十次、百次，以助入静。古籍文献中有此说法，夏数呼气可使人凉爽，冬数吸气可使人温暖。数息为的是排除杂念，使大脑入静。

2. 听息法

此法是在数息法基础上进而采用听自己呼吸声音的方法，以诱导练功入静。

3. 随息法

此法是在听息法基础上，把意念跟随自身气息一呼一吸自然出入，即"息息相随"，使意和气相合，以诱导入静。

4. 止观法

此法即练功时用意念观想，以眼观鼻，内视鼻尖，以鼻观脐，意念鼻孔对肚脐，或以双目内视脐部，并把眼、鼻、脐三者连成一线，以诱导入静。

5. 观想法

此法为止观法，在练功中内视观想自己身体某一部位或某一经络或穴位，或观想某一景物，以诱导入静。同时，通过内景观想修炼可反观内照自身的经络和五脏中的真气运行，以增强入静养生效果。

6. 默念法

此法为排除杂念，可默念诗词歌赋或某些音符、语句等，以诱导入静，或根据自己的身体疾病情况，默念"六字诀"——嘘、呵、呼、呬、吹、嘻，分别默想六经——肝、心、脾、肺、肾、三焦；呼气时默念六字，吸气时默想六经，可起到较好的保健作用。

7. 松静法

此法即通过放松法锻炼，以诱导入静的方法。采用局部放松法与三线放松法，或者吸气时想静，呼气时想松，一松一静，逐步达到放松入静。

8. 意守法

把意念寄托在（守着）身体的某一部位，最常用的是意守小腹（丹田），其次是意守足心（涌泉）。意守是为了预防和排除杂念，实际上是似守非守，若即若离，如果勉强地守着，过分用意，反而容易引起紧张。

杨安谈冥想与催眠

◆入静时会使人的呼吸频率变缓，心跳减慢，肌肉紧张程度得到舒缓，大大提高睡眠质量。

◆入静的要旨是思想集中，排除杂念，以一念代万念。

◆入静能使大脑机能处于同步状态，不仅使大脑细胞得到休息生养，而且还有利于内气的聚集、贮存，使人气足神旺。

入净："净"指纯粹而非简单

人们在任何时候都需要保持一颗能入净的心。"净"指纯粹而非简单。入净，即入无垢无染、无贪无嗔、无痴无恼、无怨无忧、无系无缚的空灵自在、湛寂明澈的纯粹纯净境界，也就是离烦恼之迷惘，即般若之明净，止暗昧之沉沦，登菩提之逍遥。

能入净，就能忍耐一切失意事，遇到快乐的事也能淡然视之；得到荣耀和名利，能保持平和之心，受到怨恨也能安然对待；烦恼和忧心之事到来时，能平静处之，忧愁和悲伤也能尽快平复。

能入净，就能够提升人的境界，能清除妄心，回归真心；能除去烦恼，自在逍遥。

要想获得一颗清净之心，说到底，难，也简单。

第一，务必放下心中的各种疑惑和追寻。想得太多，容易迷乱。"菩提本无树，明镜亦非台。本来无一物，何处惹尘埃。"还原万事万物"空"的本质，才能让自己的心进入"无一物"的境界，最终获得一颗芬芳飘逸的清净之心。

第二，在紧张忙碌的日子里，不时拿出一段小空闲，让心得到片刻的清净。反复清净自己的内心，久而久之，整个人就会自然而然地形成一种不为外界所动的悠然自得的清净气质。

第三，内省。一个人对自己应该有一个清醒的认识，内省能帮你做到这一点，它会帮你认清自己，正确地评价自己。

内省是自我动机与行为的审视与反思，用以清理和克服自身缺陷，以达到心理上的健康完善。它是自我净化心灵的一种手段，从心理上看，内省所寻求的是健康积极的情感、坚强的意志和成熟的个性。它要求消除自卑、自满、自私、自弃和愤怒等消极情绪，增强自尊、自信、自主和自强，培养良好的心理品质。

自我省察对每一个人来说都是严峻的。要做到真正认识自己，客观而中肯地评价自己，常常比正确地认识、评价别人困难得多。能够自省自察的人，是有大智大勇的人。

第四，另眼看世界。这世上不是每个人都很顺利，只是看自己怎么解决，比如，你走路时被撞了，别人道歉了，你还是会觉得很恼火，但你没想到撞你的人其实比你还难受，还是想想那句"开心也是一天，不开心也是一天，不如天天开心"。

第五，用正心对治邪见。社会再怎么进步也难免会有邪见，邪见容易造成整个社会的混乱无序。要根除邪见，必须要用正心。

第六，冥想。思维清晰、思路分明的人是经常整理自己想法的人。他们会通过日记或者冥想来整理当天的想法。

为什么有些人思路不清晰呢？是因为思维没有被理顺。在外人看来不知道他心里想着什么，给人一种郁郁寡欢的感觉。想法总是处于非常混乱的状态，甚至连本人都不知道自己到底在想些什么，并且这种杂乱无章的想法持续地累积下去。

冥想就是每天整理那些没有得到解决的问题的过程，也就是自我整理的过程。对于不能马上得到整理的事情，就要往后推一推，不要放在心上或带入梦里。如果放在心上，就得不到整理。把这些没有得到整理的事情放到其他地方吧。

如此一来心就会得到整理，把心整理好了，人的思路就会清晰，并且会感染周围的人。如果自己的心还没有得到整理，那么肯定还会影响到其他人。

经常习惯于用冥想检验和整理心理状态，心才会变得清晰、明朗、纯粹。

总之，生活中随时随地都是修行之所，只要抛却杂念，让心灵纯粹、纯净，则万事万物也跟着清净澄明。

杨安谈冥想与催眠

◆心清净的话，纵然是地狱，也能看成清净刹土；心不清净的话，即使是极乐世界，也会视为不清净的地方。有了清净心，一切均会随之清净。

◆心灵入净，贵在经常。倘若人们每天都能"吾日三省吾身"来扪心自问：这餐饭是否能吃？这个地方是否能去？这笔钱是否能拿？这个条子是否能批？这个人情是否能卖……作出正确的选择，污垢就不会积厚成疾，难以除去。

◆入净是一个人的思想境界、内在功能和整体智慧的体现。一旦修得了一颗清净心，即便在一个非常肮脏的场合，也不会受到任何污染，并能以心、信、言、行去让身边环境渐渐得到净化。

入境：进入什么样的心境

生活中，我们不可避免地会遇到很多不顺心的事情，这些事情会激发我们内心的负能量，例如愤怒、悲观、嫉妒，等等。及时清理这些负面心理，有助于我们更好地集聚正能量。然而，如果我们能够"防患于未然"，能够培养免疫力极强的心态，不受负面情绪的干扰，那么我们就等于是找到了最好的凝聚正能量的方法。

可是，什么样的心境可以抵抗负面情绪的干扰呢？那就是平和。

心境可以归于平和，但不能趋于死寂。平和的内心，不是要你无欲无求，而是让你在积极进取的时候保持一颗平常心。

面对生活中的悲欢离合、成败荣辱，人们必定会产生喜、怒、哀、乐等各种心理。由于种种原因，有的人缺乏心理调节能力，就会出现乐极生悲、怒而妄行、哀而不争的种种心态失衡情况。一个人若内心失去和谐，就容易做出伤人伤己的事，生活的和谐也被打乱，甚至会给社会带来危害。如我们常听闻的失恋后的疯狂行为，因丈夫有外遇而自杀或做出伤人的行径等，都是心态失衡后的举动。因此，学会调控自己的心态，保持心境的平和，是十分必要的。

当境遇好的时候，不要过于狂然；当境遇坏的时候，也不要沉溺于悲观。平和的内心发挥的是一种平衡的能量，这种能量可以使人在困境中活出精彩。

如果能以平和的心境去做人处事，则生活、工作中的很多看似让人烦扰的事情也就能迎刃而解。因为一颗平和的心，会看淡痛苦、烦恼。面对已经发生的苦恼之事，心境平和的人会告诉自己：过去的已无可挽回，唯一能做的便是接受当下的生活，改变现状才能改变未来。不为历史烦恼的人，就不会恐惧未来。有了一颗平和的心，也就有了理智来厘清头绪，有了智慧来消除烦恼。

进入平和的心境，就是要求我们正确认识自己，正确看待人生，使自己时刻保持一种轻松愉悦的心情，努力与周围的环境保持和谐。否则，心境就会失去平和，变得浮躁气急；生活就会失去平衡，变得纷乱无序；处世就会失去理性，变得孤僻暴戾。最终，会使自己不是在成功的掌声中变得得意忘形、目空一切，就是在失败的打击下变得心灰意懒、止步不前。

进入平和的心境，就是要对自己的人生价值有一个正确的定位。

"事能知足心常惬，人到无求品位高"，生活的辩证法也告诉我们，以平和的心境，把自己作为平常人中的一员，多做一些平常人所欢迎、所称道的平常事，才能知足常乐、轻装上阵，创造性地开展工作，干出不平凡的业绩。

保持平和心境，就是要以知识为底蕴，以勇气为后盾，抛开个人得失与荣辱。要有从容淡定的自信心。做好每天要做的事情，享受生活的快乐。要正确估计自己的能力，既积极主动、尽力而为，又顺其自然，不苛求事事完美。要不骄不躁，以出世之心，做入世之事。

保持平和心境的过程，是一个艰难甚至痛苦的修炼过程。因为要想保持平和心境，就必须永无休止地与私念物欲作斗争。只有战胜了私念物欲，平和心境才能在自己的精神世界里悠然存在且愈加鲜活。

当你真正进入并保持平和心境，就能摆脱世俗的困扰，抛弃生活的烦忧，做到豁达而不失节制，恬淡而不失执着，宁静而不失勤谨，最终于平凡之中领悟人生的真谛，在失意之中寻得生活的乐趣，书写生命绚丽的篇章，达到人生追求的最高境界。

也只有这样，才可以使自己不必为过去的失误而后悔不迭，不必为现在的失意而懊恼不已，也不必为未来的不确定而忧愁焦虑，使自己从私念物欲中摆脱出来，宠辱不惊，淡泊明志，泰然处之，于平淡中为自己增添一份动力，于昂扬中为自己固守一份淡泊，于匆忙中适时给心灵一次释放，于喧闹中为自己找寻一片宁静的港湾。

杨安谈冥想与催眠

◆保持平和的心境，是一种心绪自我调节能力，更是一种冷静的智慧。

◆保持平和的心境，就能走进心灵的阳光地带。

◆保持平和的心境，是一种修养、一种人生的态度，是用恬淡洒脱、气定心宁的心态来对人待事，"宠辱皆忘，把酒临风"。

放松：怎样才算是放松了

生活中，很多心理问题源于我们的紧张和焦虑，我们习惯把自己紧绷成一张弓，唯恐发射得不够有力或者不够准确，可是很多时候，我们又常常为没有目标所苦，这会让我们更加紧张。

不可否认，必要的紧张是对我们有利的，然而，过度的紧张会把我们推进混乱的情绪中，我们会脸红、口吃、出汗，会脑子一片空白，我们因此变得毫无信心，手足无措，我们害怕自己紧张，痛恨自己紧张，但是我们一直都很紧张，焦虑的一部分就是极度的紧张，长期处于这样的状态，会让我们无法享受人生的愉快，陷入抑郁和其他的心理问题中。

有效地放松自己，真正地放松自己，是非常重要的心理调节。有很多心理疾患，就是在身心无比放松之后自然痊愈的。

但是，很多人曾经告诉过我，要让自己的身体和思维都安静下来非常困难。放松时，有些人会觉得脖子后面的某个部位一直紧绷着，有些人会觉得眼皮沉重得很难睁开，有些人会觉得心脏也在不自觉地快速怦怦跳动——总是有身体的某个地方，或者是整个身体无法得到完全的放松。他们还说，在努力让大脑和思维做到完全安静以后，自己才知道平时的紧张程度究竟有多深。还有一些人则告诉我，他们的思维总是会时不时地出现恐惧、担忧以及其他杂乱的想法，说他们无论如何都没有办法让自己的思维变成一片空白，也就无法做好准备来描绘自己真正渴望实现的目标。

那么怎样才算是放松了？全身心的紧张、疲惫、困倦等不适感的消解才算是放松。

这里有几个放松的小窍门，可以帮助大家学会放松自己的身体和精神。

1. 深呼吸

大多数人都采用胸式呼吸，只是肋骨上下运动及胸部微微扩张，这样氧气就不能充分地被输送到身体的各个部位，时间长了，我们身体的各个器官就会有不同程度的缺氧状况，而容易疲倦的身体，会让心理感受更加糟糕。

所以，学会腹式呼吸，会帮助我们调理身体，调整心态。腹式呼吸法指吸气时让腹部凸起，吐气时腹部凹下的呼吸法。

可以坐着、站着、躺下，分别来实行腹式呼吸，用手感觉自己腹部的凸起、平复、凹下，整个身体都感觉自己的呼吸，感觉到从鼻腔到内脏有气体的流动，感觉自己身体肌肉的运动、收缩。

当你专注于自己的呼吸时，会发现身体的各个部分都在为了呼吸工作，会逐渐地放松下来。

在办公室待久了，可以到外面去呼吸一下新鲜的空气。在家里，也可以用深呼吸来调整自己，应对失眠与多思多虑。

在因为场合、交谈、演讲紧张时，也可以用深呼吸来调节自己的状态。

2. 放慢速度

让步伐匆匆的你，感受一下轻松散步的美好，让每天在时间催促下的心态，变得平静、自然。

慢是一种养生智慧，更是一种难得的心态，要慢一点。尤其是在属于自己的私人时间里，要学会消除紧张，适当慢一点，淡定从容一点，往往更有益于你的能量恢复。

3. 放空自己

专门拿出点时间，可以是早起时，也可以是晚上睡觉前，什么都不做，安静地跟自己相处。让精神上暂时变得空白一片，把那些"8点不出门就迟到""今天老板要开会""孩子作业完成了没有"的想法，统统赶出脑海。

完全地安静，坐在那里，什么都不做，也不打算做，什么都不想，也不强迫自己想。

每天给自己这样的五分钟，或者十分钟，让你清扫自己纷乱的思绪，你会感觉到生活是另一番模样，更容易换个角度观察自己。有人倒在床上，身体休息了，脑子并没有休息，还在风车一样地转，这样的人更应该学会来一次"死机"，享受清空的乐趣。

4. 轻度运动

买一些简单的健身器械，比如哑铃、跳绳、拉力器，在空闲的时候，锻炼一下，就能起到立竿见影的放松效果。

5. 冥想

在几分钟内，充分地想象自己的理想状态：

像一只鸟，轻盈地在天空中飞翔；

面对着碧绿的草地，周围是绿树和鲜花；

海浪声声，海水打在你的脚上，你行走在软软的沙滩上；

你登上最高的山峰，向下望去，城市和人群变得很小很小；

在寂静的宇宙中，你飘浮起来，进入无重力的状态……

这些美好、积极的想象，会帮助我们暂时从焦躁的情绪中抽身出来，安抚我们的心灵。在即将开会、谈判、高度紧张的时候，给自己一两分钟，闭上眼睛调整一下状态，往往会让你发挥得更加出色。

而人们在受到挫折，感到压抑、委屈的时候，冥想也会帮助我们心胸开阔，看淡得失。睁开眼睛，你眼前的世界依然需要你，需要你不断地努力、积极地奋斗。

6. 轻音乐

心理治疗中已经开始使用音乐疗法。一方面，音乐声波的频率和声压是一种物理能量，而适度的物理能量会引起人体组织细胞发生和谐共振现象，直接影响人的脑电波、心率、呼吸节奏等。另一方面，音乐声波的频率和声压会提高大脑皮层的兴奋性，有助于消除心理、社会因素所造成的紧张、焦虑、忧郁、恐怖等不良心理状态，提高应激能力。

选择一些好的音乐，给自己专门的时间聆听音乐，会帮助我们放松情绪、陶冶情操。

当然，也不要整天都戴着耳机，沉浸在音乐中不与人交流，或者开车时因为音乐而忽略了路况。

7. 幽默感

培养自己的幽默感，发挥自己的幽默感，学会自嘲，学会与朋友们分享笑话，一场大笑会让你真正进入松弛的状态。

自信心强的人都会自嘲，心理调整的弹性很大，如果你陷入了经常性的自闭、焦虑，那么给自己一些幽默的调节则很有必要。

幽默是社交的利器，是增强信心、培养亲切感的好办法。幽默还能让你更好地享受生活，即使遇到了困难，你也能一笑置之。

8. 简易催眠

或坐、站、卧，脚后跟并在一起，脚尖分开，闭上眼睛，心里暗示自己："深呼吸，吸气、吐气，再吸气、再吐气，就这样保持有规律的呼吸，我的全身开始放松了，手在放松、脚在放松、肚子在放松……"

继续闭着眼睛，心里暗示自己："我看到了我非常喜欢的地方，我的心情很平静，我喜欢这样的感觉。在这里，我呼吸的空气好新鲜，我好放松，真舒服……"

继续闭着眼睛，心里暗示自己："我想在这里躺下来，躺在这里很舒服，我的全身开始放松，手放松了、脚放松了、肚子放松了……我真的好舒服。"

让自己沉浸在这个感觉里一段时间，然后继续闭着眼睛，心里暗示自己："我将从 1 数到 5，我就会清醒过来。此后，我头脑清楚，但这个舒服的感觉会一直保持下去……"

当你睁开眼睛的时候，你会真正地感觉到全身舒服，头脑清晰，那么恭喜你，你已经可以进入催眠状态了。

杨安谈冥想与催眠

◆对身体健康来说，适时放松有着非常重要的作用。放松可以使我们的身体得以休息和调整，也可以使我们的精神逃离日常生活中的压力。

◆在我们专注于渴望的目标之前，我们首先要知道如何放松自己的身体，让自己的意识处于最不紧张的状态。

◆适当地放松，可以提高效率。

导引：自我导引及被导引

导引为"导气令和，引体令柔"之意，是指通过肢体的运动，有意识地疏导气血并使其沿经络顺畅运行，从而达到舒筋、活血、养气、怡神、健身的效果。

在古代，导引亦称为"道引"，原意是"使气和与体柔之道令也"。导引作为养生治病之道早在古代就已在民众中广泛传播与应用。

导引术习练通过肢体运动、按摩拍打、呼吸行气、意念想象等一系列运动方式与方法调节和激发人体内气，从而达到强身健体、追求长寿的目的。

1.导引的特点

（1）强调通过肢体运动、按摩和意念，促进经络通畅使身体健康的观念。

（2）提倡肢体运动、呼吸、按摩和意念相结合的综合导引健身方式。

（3）具有养生防疾祛病功效和延年益寿的作用。

2.导引术的作用

导引术的作用是通过各种锻炼活动，以加强人体的气化作用。所谓的气化作用，又叫"化生之道"，即指人体内的气体交换、食物消化、血液循环、废物排泄等，是一种生理新陈代谢的过程。

导引术能够显著地防病养生和祛除病邪。

中医非常强调导引按摩在防病养生方面的运用，《千金要方》中指出：不论有无疾病，常须每天让人踏踩脊背四肢一遍。头项不舒服，让人反复踏踩，这样风邪就不能伤人，其中的大奥妙，难以尽述。值得一提的是，孙氏在此所说的"踏脊背"，一直流传至今，就是我们当今按摩医生所用的"踩背按摩法"。

另外，导引术还可用于祛除病邪，我国中医认为，人一有小病，就要立即用导引按摩的方法来治疗，《千金要方》中说："小有不好，即按摩摇捺，令百节通利，泻其邪气。"《千金要方》中还分别列出五脏疾病时的具体调理方法。

因此，按照功能的不同，我国的导引术又可分为祛病导引，即用于防止疾病，相当于现代的医疗体育；健身导引，即用于强身健体，相当于现代的健身操，如五禽戏、八段锦、太极拳、易筋经等。

按照对象的不同，导引则可分为自我导引和他人导引。自我导引主要指健身气功、健身操等。他人导引包括按摩和中医调理。

3. 三种简易自我导引保健功法

（1）卧功导引法。

①仰卧地上，两腿伸直，双脚脚趾竖立，两臂左右平伸，手指伸直，掌心向下，此时身体向左右两侧牵动30~50次。

②仰卧地上，两腿伸直，此时，右屈膝，双手抱住右膝，向上屈起至胸，稍停，伸直改换左腿屈膝，双手抱住左膝，向上屈起至胸。重复上述动作，两腿交替各进行30~50次。

③仰卧地上，两腿屈膝，两腿膝盖接触，两脚向下，左手握左脚踝，右手握右脚踝，共用力向外拉，共做30~50次。

④仰卧地上，左腿伸直，右腿屈膝，用两手兜住右脚掌，右脚用力向上蹬，膝盖顶住胸部，稍停，放下。改换左腿，如上同样动作进行一次。重复上述动作，两腿交替各进行30~50次。

⑤仰卧地上，两腿伸直，两臂在身体两侧，两手握拳，拇指在四指内，两肘着地，用力支撑使腰稍微抬起，轻轻向左右摇动30~50次。

（2）立功导引法。

①身体直立，两腿并拢，两臂置身后，两小臂重叠，两手分别抓住两肘，然后抬左腿，向上踢30~50次，再改抬右腿，向上踢30~50次。尽量向上踢，抬腿要尽量高。

②身体直立，两腿并拢，挺胸抬头，两臂向前伸直，掌心向上，使手臂上举至头部，稍停，放下。如此重复进行30~50次。

③身体直立，两腿并拢，两臂在胸前做画圆状，相对顺逆摇动。重复进行30~50次。

④身体直立，两腿并拢，两臂在胸前垂下贴近腹部，双手握拳，大拇指在四指内。如手提百斤重物，左右两肩同时耸动，并使周身一起用力。如此重复这一动作，耸动30~50次。

⑤身体直立，两腿并拢，两臂在身体两侧垂下，这时，左臂上举，左手开掌向上，如托起百斤重物。如此，左右两手臂交替进行，重复进行30~50次。

（3）坐功导引法。

坐功姿势应取"趺坐"，即双腿弓膝交叉盘叠，双脚交叠的坐法。

①趺坐，两手合掌擦热，作干浴洗面状，眼眶、鼻梁、耳根各部位皆洗周到，使面微热为度，约3~5分钟即可。

②趺坐，两臂向上伸展，做伸腰状。然后，两手放在左右膝盖上，两目随头左右环顾，如摇头状。重复进行30~50次。

③趺坐，两臂向上伸展，做伸腰状。然后，两臂用力，左臂在前，右臂在后，如挽硬弓姿势。两臂交替进行，各重复做30~50次。

④趺坐，两臂向上伸展，做伸腰状。然后，两手掌心朝上，挺肘用力，两臂同时用力向上，如托起百斤重物，稍停，放下。如此反复进行30~50次。

⑤趺坐，两臂向上伸展，做伸腰状。两手握拳，大拇指在四指内，两臂向前用力伸出，做捶物状，稍停，放回。如此反复进行30~50次。

⑥趺坐，两臂向身后挺伸，两手握拳，大拇指在四指内，将两手移在臀部抬起，使腰做左右摇摆活动，进行30~50次。

⑦趺坐，两臂向上伸展，做伸腰状。两手放置于左右膝盖上，将腰向前、后、左、右用力摇动，往复循环进行30~50次。

⑧趺坐，两臂向上伸展，做伸腰状。两手开掌，十指交叉，两肘拱起，掌心按胸，然后反掌推出，再正掌返回按胸，如此往复循环进行30~50次。

⑨趺坐，两手握拳，大拇指在四指内。然后使手臂反向伸到背后，两手用力捶背及腰，再使手臂移到身体前面，左右交叉，令两手用力捶臂及腿，大约5分钟，至腰、背、臂、腿觉得微热、舒畅、松弛时止。

⑩趺坐，两手分别用掌心按左右膝盖，两肩同时做前后扭动，如转辘轳

状，尽量使肩关节活动，直至咯咯作响，有微热感，5分钟即可。

全部动作做完，闭目，深呼吸，然后站起，轻松散步，即可结束。初练可每晚一次，日久可隔日一次。常做可畅通气血，疏利关节，强身健体，祛病延年。

杨安谈冥想与催眠

◆现代完整的导引包括引体、导气、按摩、叩齿、漱咽、存想、意念几个方面。在练习导引术的过程中，只有这几方面都能很好地实施，才能达到更理想的功效。

◆现存的文献典籍记录了上千种古代导引功法，内容博大精深，内涵深厚，是中华民族传统文化的宝贵遗产。

◆人通过肢体运动结合意念活动以帮助消化、活动关节、加强筋络通畅，促进血液循环，能达到增强身体机能、防病祛病、延年益寿的目的。

暗示：与明示有什么区别

日常生活中，我们无时无刻不处在各种信息的包围中，这些信息从传达的方式上分为明示和暗示。

所谓明示就是直截了当的指示、命令，给人以毫无疑义的确定信息，而暗示则加入了主体在特定环境和气氛中的主观感受。

通常，我们对暗示接受得较多，因为明示是通过语言即第二信号系统传递的；而暗示则是通过人体各种感觉器官获得的，不用通过第二信号系统。学者们认为，暗示通过显意识进入潜意识，到达意识的深层部分。从这个方面讲，潜意识乃是暗示的积累与沉淀，它从根本上深刻地影响着、折射着、塑造着人的生命。暗示在深层潜意识中深深地潜伏着、弥漫着，持久地延续着，多方地沟通着。

暗示又可分为积极的暗示和消极的暗示。积极暗示能够开发头脑中的思维潜能，比如想象看到大海，你就会顿觉开阔，这种开阔感给了你有力的暗示，你的烦恼与沮丧立即荡然无存，心胸变得豁然开朗起来，甚至性情得到了改善，这就是一种积极的暗示。

现代科学证明，若能改变记忆及生理状态，就会影响身体的生化功能和电波传送，因而感觉会变，行为也会变。医学实验表明，当人们情绪低落时，血液中白细胞的数目会下降，导致免疫系统效率降低。不知你是否见过一个人的透视照片？它显示身体的电化能深受心态及情绪的影响。由于身心的密切关系，当心态处于昂扬状态时，全身的电流便会增强，使我们敢做先前认为自己办不到的事。从已知的知识及经验中我们发现，身体的变化，不论是在积极或消极方面，都远比我们所认识的来得大，从中可以看出暗示对人的巨大影响。

因此，我们要拒绝和抛弃那些压抑思维、损害身心的消极暗示，同时尽可能多地从周围环境和别人那里得到积极暗示，或者对他人进行积极暗示，以及自己对自己进行良性暗示。

1. 对他人暗示法

（1）语言暗示法。语言是心灵的"窗口"，是人们交往的工具。明示主要靠语言，暗示亦离不开语言。语言暗示就是深沉、含蓄、含而不露，"盘马弯弓"却不发，通过托物、比喻、提示、反问等方法，引起对方的注意，诱发对方的联想，以达到启迪对方的目的。

（2）行为暗示法。所谓行为暗示，就是通过暗示者无声的语言——行为，使被暗示者受到感情和行为的感染，产生一种自觉的模仿心理。暗示者不但要注意自己的行为，而且要注意面部表情对被暗示者的暗示作用。

（3）环境暗示法。环境包括社会环境、自然环境和人造环境。通过布置好环境，也能对他人进行积极暗示。比如，和谐的群体环境使人温暖如春，良好的学习环境使人求知若渴，振奋的工作环境使人自强不息，洁美的生活环境使人喜净尚美。

（4）事实暗示法。"事实无嘴会说话"，"事实胜于雄辩"。用事实暗示，很有说服力。另外，还有奖惩暗示法、托物暗示法、文艺欣赏暗示法，以及游戏暗示法，等等。

无论哪种暗示法，都是要达到使被暗示者扬长、抑短、陶情、自信、自强的目的。

对他人运用暗示法要注意以下几点：一是要根据不同的情况，针对不同的对象，采取不同的暗示法。如果对性格内向、不通音律的人用音乐暗示，对文化低、理解能力差的人用哲理暗示，如同盐堆上种谷物，是不会有收获的。二是不能以暗示代替明示。对错误严重、影响恶劣的，或必须立即纠正的一些偏向，如果再用暗示，就会走向反面。三是切忌消极暗示。消极暗示往往是被暗示者产生消极心理和消极行为的重要原因。无数事实表明，暗示者一些消极的言谈、议论、行为都会对被暗示者产生消极暗示作用，我们不能等闲视之。

2. 自我暗示法

（1）使用正面的词语，这是至关重要的一点。如果你说"我不要失败"，"失败"是消极的语言，会将"失败"的观念印在你的潜意识里。因此，你要正面地说："我要越来越成功。"

（2）要有可行性。如果你自己都觉得不可能实现，心里就会产生矛盾与抗拒。如果你觉得"我会在今年之内取得巨大成功"是不太可能的话，选择一个你跳起来能够触及的目标，例如，"我今年之内会实现一个或多个短期目标"。

（3）简洁。你默念的句子要简单有力。例如，"我要越来越进步""我会越来越智慧"，等等。

（4）富有感情。想象自己健康，你要有精力充沛、浑身是劲的感觉；想象自己成功，你要有成功人生的感受。"当你朗诵（或默诵）你的信念之句时……要把感情灌注进去……否则光嘴里念是不会有结果的，你的潜意识是依靠思想和感受的协调去运作的。"

（5）想象。默诵或朗诵自己定下的语句时，要在脑海里清晰地形成意象。你永远不会成功，除非你能够在脑海中见到自己成功的模样。只有清晰地想象自己成为什么样的人，你才有可能真的成为那样的人。

杨安谈冥想与催眠

◆"心有灵犀一点通。"但愿这一"点"是"画龙点睛"之"点"，而不是"画蛇添足"之"点"，更不是"画虎类犬"之"点"。

◆一个真有大智慧的人，不会命你进入他的智慧之堂，却要引你到你自己的心灵门口。

◆心理暗示的成功就在于它能为我们呈现出我们向往的景象，所以心理暗示的内容要和我们的理想和未来紧密联系起来，这样才能让我们有动力和勇气。

第三章

行为催眠：全新的概念

　　行为催眠是对传统催眠概念的延伸，而不是颠覆。行为催眠的提出，极大地提高了催眠的实用价值。

行为催眠的概念

行为催眠，是以减轻或改善人们的异常行为或问题行为为目标的一类催眠技术的总称。

行为催眠与行为治疗关系密切，但是行为催眠立足于催眠，同时，结合了行为治疗的一些科学技术。因此，行为催眠虽不同于行为治疗，却也具有了行为治疗的针对性强、易操作、疗程短、见效快等特点。

在介绍行为催眠的基本概念之前，我们必须首先明确行为这一概念。

行为是心理学中最重要的名词之一。

心理学界对人类行为的理解主要存在三种不同的观点，即传统行为主义、新行为主义和认知行为主义。

传统行为主义者，把行为界定为能够被观察和被测量的外显反应或活动，像走路、吃饭、说话、骑车等，传统行为主义者并不把那些看不见的内在的心理过程看作是行为，而且这些也不是他们的重点关注范畴。

新行为主义者，在传统行为主义的基础上扩大了行为的范畴，他们认为除了那些能够被观察和被测量的外显行为外，内在性的心理过程也属于行为的范畴，因此，他们把认知、观念、情绪等中介变量考虑在自己的理论观点中。

认知行为主义者，反对传统行为主义不重视内在心理过程的观点，在新行为主义的基础上，进一步加大了对心理过程的重视，完全将行为看作是内在性的心理过程，强调信息加工、认知评价、问题解决等复杂心理过程，对那些外显的且可以观察和测量的行为，则显得不太重视。

总之，行为在心理学中的含义广泛，既包含了外显的行为变化，也包含了内在的心理过程。不过，就目前行为矫正的应用而言，外显行为变化由于易观察，因此，是行为催眠关注的主要方面，但内在心理过程也处于很重要的位置，只是难以用肉眼直接观察其变化。

总体上，人类的行为表现出以下基本规律：一是在特定的环境中，具有特定个性的人或群体，具有特定的行为表现；二是在相似的环境之中，具有相似个性的人或相似共性的群体，有相似的行为表现；三是任何一种行为，都会相应产生至少一种以上的后果。任何一种控制行为的行为，也都会相应产生一种以上的后果。

而任何一种行为的后果，都有其自身固有的演化规律，与行为者和实施控制行为者的主观愿望无关。综上，我们认为行为不仅包含个体的外部动作，也包含个体的内在心理过程，是一切可观察到的或者可以量化的动作或活动。

作为行为催眠的主体，我们了解行为的特征及其影响因素具有十分重要的意义。行为具有六个方面的特征。

第一，行为就是人们的说和做。行为包括个体的动作，因此，它是动态变化的，并不包含静态特征。对于人们的所说和所做，我们常常可以通过一定的方式进行观察，如可以记录个体说话的内容、语气、表情及肢体语言等。

第二，行为具有一种以上的测量尺度。对于所表现出来的行为，我们常常可以从不同的维度对其进行测量，主要有三个维度：一是行为在某段时间内发生的频次；二是行为发生一次所持续的时间；三是行为发生的强度。行为发生的次数（即频率）、持续时间和强度都是行为的自然尺度，也是我们对行为进行观察和测量时常常使用的维度。

第三，行为可以由别人或者行为者自己进行观察、描述和记录。

第四，行为对外界环境产生影响，包括自然环境和社会环境。行为是一种包含时间和空间运动的行动，因此，会对个体所处的环境产生影响。而行为的出现也受到环境事件的系统影响。

第五，行为是受自然规律支配的。行为的出现和维持与环境中的事件、行为出现之后的结果有密切关系，行为与环境之间的相互关系影响着行为，我们可以通过具体的观察和分析，找到控制行为的规律，并以此为基础设计和实施干预的催眠计划，从而促使个体的行为发生改变。

第六，行为可以是公开的，也可以是隐蔽的。行为既可以指能够被观察和测量的动作，也包含个体的内在心理过程。动作往往是外显的，即可以直接观察和记录的，而心理过程则只有行为者自己可以体察和测量，如果行为者没有进行报告，别人往往只能通过其外显的动作进行间接推测和判断，而很难进行直观的观察和测量，因此是非常隐蔽的。不过行为催眠的主体更加聚焦于外在的、可直接观察的、公开的行为。

影响行为的因素主要包括遗传、环境和认知三大方面：

第一，遗传是影响行为发展的先行决定因素。

第二，环境和教育是人类行为发展的后继决定因素。

第三，认知因素对人类行为具有很强的调节作用。

在这三个方面，后两者都是主要因素。而行为催眠正是通过催眠对两方面施加影响，从而改变各种不良的行为反应、习惯和情绪反应。

杨安谈冥想与催眠

◆人的主体性存在使人类行为的获得、表现、发展与变化的全部过程都渗透着认知活动。

◆行为的先行决定因素和后继决定因素，都是在行为主体的认知基础上建立起来的。

◆人类的行为大多是由内在标准所引发，通过个体自省法，可以履行之或预期由之引发的结果，并由结果来判断其思考的适当性，从而依情况予以更改。

行为催眠的含义和界定

虽然行为治疗包含一系列具体的规范和成套的治疗方法，但在了解行为催眠基本方法之前，首先要清楚行为催眠的含义。

简单地说，行为催眠主要是依据学习原理（行为学习理论或认知学习理论），通过催眠处理问题行为，从而引起行为改变（矫正问题行为和增强良性行为）的一种客观而系统的有效催眠方法。

可以说，行为治疗既是一种理论，又是一种方法，根据其侧重点的不同，可称作"行为催眠理论"或"行为催眠治疗方法"，前者强调了行为治疗的理论意义，有时又称作"行为催眠原理"，后者注重于行为催眠的应用价值，有时又称作"行为催眠治疗技术"。由于行为催眠本身也包括了行为治疗的技术，因此具体的我们可以先参考国内外心理学者从不同的认知和经验出发，各自对行为治疗的界定。

1. 国外心理学家对行为治疗界定的代表性观点

以美国心理学家为代表的诸多国外心理学家都曾对行为治疗的概念进行过界定。不过，他们对于行为治疗的界定有不同取向，同时由于对行为治疗的目标理解不同，也显示出了矫治问题行为和增强良性行为的差异。

有的研究者认为，行为治疗是指运用学习原理以及其他实验心理学原理来改变行为的任何企图；有的研究者认为，行为治疗是使用学习理论和认知理论来了解和改变人类行为的方法；有的研究者认为，行为治疗是运用经典条件作用原理和操作条件作用原理来改变人类行为的一切方法的总称。

比较有代表性的观点来自米尔滕伯格尔，他认为行为治疗属于对人类行为进行分析和矫正的心理学领域。其中，分析是指识别环境和某一特定行为之间的相互作用关系，从而识别该行为产生的原因或者确定为什么特定个体具有他所表现出来的行为；矫正是指开展和实施一些程序和方法，来帮助人们改变自己的行为，包括通过改变环境影响行为的一系列方法；行为矫正的程序和方法被专业人员和辅助人员用来帮助人们改变其显著的社会行为，以达到改进其生活的某些方面的目标。因此，米尔滕伯格尔将行为矫正学又称作行为分析应用学。

2. 国内心理学家对行为治疗界定的代表性观点

国内学者基于不同的理论取向以及对所依据的学习原理的不同看法，对行为治疗的理解也表现出完全的行为主义倾向和认知行为主义倾向。我国著名心理学家认为，行为治疗的含义包含两方面：一方面是根据行为学习的理论，经过条件作用的过程，改变个体已有的不良行为或者矫治个体的不良习惯，而使个体获得健康生活；另一方面是采用认知学习理论，来改变个体的态度、观念和思想等较为复杂的心理过程，从而达到改变某种问题行为的目标。

从行为治疗的含义可以看出，行为治疗的目的在于促使个体的行为发生良性改变，因此，也有研究者将行为治疗技术称为行为改变技术。

但严格来说，并不是所有导致行为改变的方法都属于行为矫正的范畴。利用现代科学技术也可以诱使机体出现行为变化，例如，利用外科手术将个体的大脑切除一部分，可以改变个体行为；向机体体内注射镇静剂，也会改变机体的行为。但这些行为的改变，并不属于行为治疗的范畴。也有学者与国外学者持相同的观点，认为行为治疗是使用学习理论和认知理论来了解和改变人类行为的方法。

综合国内外心理学家对行为治疗的观点，我们可以将行为催眠界定为，在行为治疗的基础上，依据学习原理处理行为问题，从而引起行为良性改变的一系列客观而系统的催眠方法。比如，以操作性条件反射原理为基础的强化、惩罚、塑造、渐隐、链锁等行为催眠方法，以认知和社会学习理论为基础的认知催眠、合理情绪行为催眠、示范模仿催眠等。实践证明，这些催眠方法在行为催眠方面都有着比较明显的效果。

杨安谈冥想与催眠

◆行为催眠是基于现代行为科学的一种非常通用的新型催眠方法。

◆人格是一切动作的总和，是各种习惯系统的最后产物，重建人格就是建立新的行为习惯。

◆不良行为可通过教育和行为催眠治疗改变和改造。

行为催眠与传统催眠的区别

行为催眠与传统催眠的不同是什么呢？行为催眠是对传统催眠的延伸，而不是颠覆；是对传统催眠的补充，而不是排斥。它属于催眠系统，但是，它是催眠系统的"新鲜血液"。它与传统催眠相辅相成，相互促进。

行为催眠与传统催眠的区别是，行为催眠是以心理学中有关学习过程的理论和实验所建立的证据为基础的。与传统催眠相比，它具有更高的科学性和系统性，可以进行客观的科学检验和量化，即使重复试验也可得到同样可靠的结果，有一整套定型化的咨询形式，有坚实的理论根据和大量的实验证明，所以临床效果更为显著和稳定。

在实施行为催眠前，需要对受催眠者的行为进行一定的前提和假设。同时，行为催眠还具备自身的一些特点。

1. 行为催眠的基本假设

（1）行为是后天习得的。先天的遗传以及后天的不良生理条件其实并不是个体产生问题行为的真正原因或者直接原因。与良性行为一样，问题行为或不良行为也是个体在后天的生活环境中通过学习而获得的，是个体在某个特定情境中进行了某种特定学习的结果。

（2）行为是可以预测的。行为既然是在后天的环境中进行某种特定学习的结果，那么，行为与个体所处的环境必然有着密切的关系。对于问题行为或不良行为来说，环境中所存在的不良因素可以用来解释问题行为产生及持续存在的原因。因此，在考察问题行为时，一定要检查个体所处环境中的各种因素，分析与行为有关的各个事件特别是行为发生之前所发生的事件以及行为出现之后的结果，能够帮助我们预测个体的行为将会发生在未来什么样的情境中以及会以什么形式发生。

（3）行为是有具体发生情境的。任何行为的习得，都是在具体的情境中发生的。问题行为是在不良环境条件影响下进行某种不恰当学习的结果。因此，考察问题行为就离不开其发生的具体情境。只有仔细了解情境中的时间、地点、人物、事件等因素，才能把握问题的来龙去脉，才能弄清楚不良行为产生的真正原因。因此，行为催眠特别强调对问题行为发生的具体情境和行为结果的分析。

（4）行为是可以改变的。行为是个体的动作，包括个体的所说和所做，因此，它是动态变化的，并不包含静态特征，那么，开展行为催眠所针对的问题行为必然也是可以改变的行为，且这些行为也都是通过学习习得的。因此，在此前提下无论什么行为都能够通过重新学习加以改变。通过分析导致问题行为发生的具体因素，可以帮助我们了解问题行为持续存在的原因，并通过改变维持问题行为的不良环境因素，采取一定的措施让个体系统地学习新的良好行为，以此来达到改变行为的目的。因此，行为催眠的实质就是指导个体重新学习，以使问题行为发生改变的过程。

2. 行为催眠的特点

（1）领域集中于人的行为。行为催眠的程序和方法主要被用来改变个体的行为，而并非改变个体的特点或显著特征。与人格、自我、动机等这些内在的、不能直接观察的变量相比，行为催眠更加强调能够以某种方式进行观察、测量的外显行为。行为过度和行为不足是行为催眠程序和方法的主要应用对象。在行为催眠中，目标行为是那些需要被改变的行为。行为过度是指个体希望在频率、持续时间或者强度方面有所减少的令人不快或不合需要的目标行为。成瘾行为就是行为过度的例子。行为不足是指个体希望在频率、持续时间或者强度方面有所增加的令人愉快或令人向往的目标行为。锻炼和学习就属于行为不足。

（2）程序和方法以行为学原理为基础。行为催眠源自最初使用实验室进行动物实验研究的基础原理的应用。对行为的科学研究称为行为的实验分析或者行为分析，对人类行为的科学研究称为人类行为的实验研究或应用行为分析。行为催眠的程序和方法建立在已经进行了很多年的应用行为分析研究的基础上。

（3）行为催眠强调当前环境事件的重要性。行为催眠的内容包括对与行为有关联的环境事件进行评估和改变。人类行为是由其所处环境中的各种事件所控制的，行为催眠的目的就是识别这些事件。一旦这些控制变量被识别出来，我们就可以改变它们，从而对行为进行矫正。成功的行为催眠能够改变行为和环境中的控制变量之间的相互关系，从而产生希望得到的行为改变。

（4）行为催眠有着精确的催眠程序。行为催眠属于系统的心理催眠方法，涉及与行为有相互关系的种种环境事件的具体改变。为了使行为催眠能产生预期效果，这些环境事件的具体改变必须每次都出现。通过对行为催眠程序进行规范化，实施行为催眠者能够更加便捷地正确实施这些程序和方法。因为实施行为催眠者都是受过行为催眠专门训练的专业人员，结合自己身边的人，如老师、家长、同伴等，也可以基于自己的生活实际以及与受治者之间的关系，来帮助催眠问题行为。精确的程序描述和专业人员的监督能够帮助家长、老师及其他人正确地实施这些程序。

（5）催眠技术以基础心理学的实验研究为根据。学习心理学，尤其是经典条件反射原理和操作性条件反射原理是最重要的理论支柱。当代行为催眠者仍然在不断地探索新的催眠方法，在进行这种探索时，可以利用实验心理学的研究成果来产生新技术，也可以对新技术依据实验心理学的原理、方法进行科学检验和论证。

杨安谈冥想与催眠

◆行为治疗强调外在的看得见的不良行为，并不很注重引起这些问题行为的原因及其演变过程。

◆行为治疗强调最近而不是过去的不良行为或变态行为，即重视现有症状。

◆行为治疗强调根据行为改变的程度来评价疗效。

行为催眠对生活的意义

行为催眠具有双向作用。实践表明，既可运用暗示的方法激发患者的焦虑使之迸发到患者的意识中来，从而促使抽搐和哮喘的发作，又可用暗示的方法使之平息下去。

需要注意的是，行为催眠可以治病，但不是所有患相同病的人都能取得同样效果，这与接受治疗者催眠的易感性有关。这里，行为催眠可以作为辅助治疗手段。

1. 行为催眠可治疗躯体疾患

催眠可以治疗哮喘、高血压、消化性胃溃疡、神经性呕吐、贪食症、神经性厌世食症、遗尿症、性功能障碍、神经衰弱、强迫症、焦虑症等。此外，实践证明催眠还可治疗以下疾病：雷那德氏病（雷诺氏病）、冠心病、阵发性心动过速、脑出血、口吃、遗尿症、阳痿、慢性肾炎、痛经、闭经、月经过多。另外，与中枢神经系统直接有关的疾患，诸如脊髓痨、脊髓空洞症、肌萎缩、脑损伤后综合征、肌无力、感觉异常等，都可以通过催眠使病人的症状减轻。

用催眠的方法治疗过敏性结肠综合征是有效的。用行为催眠治疗夜间遗尿有持续的疗效。

2. 行为催眠可治疗心理疾患

当一个人患有焦虑症并因精神紧张而使工作能力下降时，通过催眠可使他进入恍惚状态，使神经活动趋于镇静，增加对自身的控制能力，从而更好地适应外界环境。

行为催眠焦虑症的效果与抗焦虑剂阿普唑仑基本相当。催眠可以治疗恐惧症和强迫症。对由于性方面的创伤而引起的抑郁，采用催眠的方法进行治疗是有益的。

催眠对癔症的治疗效果比较好。有些癔病患者常常会突然出现某些严重症状，比如健忘、僵直、昏迷、意识不清、出现幻觉、梦游等，催眠暗示在消除这些症状方面优于其他医疗措施。

3. 行为催眠可减轻疼痛甚至使痛觉丧失，代替麻醉药做外科手术

痛觉是一种主观感觉，痛觉的轻重程度与个人的注意力是否集中关系十分密切。催眠可使人的清醒程度降低，甚至使人处于恍惚状态。在这种状态下，人的痛觉阈限提高，因此临床上常在催眠状态下做手术，不但可做小手术，而且成功地用于截肢。

4. 行为催眠可治疗其他身心疾患

我曾用催眠来帮助他人戒烟获得成功。接受这项试验的有 20 人。用自我报告和呼气中一氧化碳的多少作为戒除标准。结果表明，在第十二周、第十六周时分别有 60% 和 40% 的人停止了吸烟。

对于患有慢性病而丧失了生活信心的人，催眠暗示可以给他们以战胜病魔的力量，坚定他们痊愈康复的信心，这是一般医疗措施所望尘莫及的。例如，通过催眠暗示可使患有严重心脏病的病人减少日常活动。如果他焦虑不安，精神负担过重，通过催眠暗示可以使他的这种症状减轻。对持续性无法控制的打嗝、机能性呕吐和厌食引起的营养不良，催眠暗示也有较好的医治效果。阳痿和性功能减退的人接受催眠暗示后，在性生活中会感到愉快而不再感到是在履行义务。

5. 行为催眠用于对某些疾病进行诊断

临床上常常把疾病分为器质性疾患和功能性疾患。脏器本身发生了病理

变化，如脑炎、肺炎等，称为器质性疾患。脏器本身无病理改变却产生了自觉症状，如头痛、头晕、耳鸣等称为功能性疾患。不少器质性疾患和功能性疾患出现的症状相同，这就需要进行鉴别诊断。最常用于鉴别诊断的手段是验血、验尿、透视等化学和物理诊断。一般人不知道催眠也可用于进行鉴别诊断。癔症是精神科、内科常见的一种病。这种病表现多种多样，有时因来势凶猛被送到急诊室。

比如，有的病人主诉严重胃痛，症状很像急腹症，但查不出典型阳性体征，最后才发现是癔病患者。需要指出的是，感觉丧失、感觉异常、头痛、麻痹、抽搐、呕吐、呃逆以及视听紊乱、语言障碍等症状，既可能是器质性的，又可能是功能性的。用催眠暗示加以鉴别的方法，就是在催眠状态下进行暗示，如果在暗示后症状消除了，说明患者属于功能性而非器质性病变。

除此以外，行为催眠还有以下作用。

作为精神分析治疗的补充或铺垫，精神分析疗法本起源于催眠疗法的实践。行为催眠有助于当事人重现被压抑的记忆和情结，尤其是在遭受重大心理创伤后所产生的遗忘可以通过催眠揭示出来。

促使当事人放松，为行为治疗做准备。行为催眠有助于当事人解除意识钳制作用，消除焦虑，为实施行为治疗提供一个放松的前提。

用语言暗示，有助于消除癔症性瘫痪等症状。

适合于抑郁、焦虑症等病的治疗，治疗恐惧症、疑病症等疾病，进入行为催眠后鼓励病人把与病因有关的创伤性体验重述出来，并把被压制的情感不加限制地发泄出来。在病人进入深度抑制之前，实施引导和暗示。

心身性疾病的辅助治疗。如心因性哮喘、偏头痛、失眠、阳痿等。

行为催眠还在司法取证、代替麻醉等方面具有一定用途。

行为催眠的禁忌症主要是精神分裂症等重症精神病。

实施行为催眠应注意道德规范，如对于行为催眠的性质和作用应事先向病人说明，取得知情同意；避免做出违反当事人意愿或道德准则的事；病人如为女性，应有女性助手在场。

成功的行为催眠只需一次即够，但在临床需要时可多次进行亦无妨。

杨安谈冥想与催眠

◆行为催眠可以针对特殊或不良问题进行，运用提高良好行为发生率或降低问题行为发生率的种种行为技术，以最终矫正问题行为。

◆人的行为，不管是功能性的还是非功能性的、正常的还是病态的，都经学习而获得，而且也能通过学习而更改、增加或消除。

◆在进行行为催眠时要求找准关键问题，也就是确定目标行为，并集中力量予以解决。

行为催眠在职场上的应用

我们无法封闭自己的心灵，因为我们要进步、成长。我们也很难阻止心灵之毒的滋生和不良行为的困扰，因为它们是隐蔽的，并夹杂在正常心灵营养之中，实在防不胜防。尽管很难将其拒之门外，却可以通过有效的方法将心灵治愈，并将其祛除。

职场中，来自不同方面的压力会让人产生诸多不良情绪或行为，如因工作、人际交往、自我提升引起的焦虑，职业倦怠引起的抑郁情绪，压力引起的强迫行为，还有恐怖心理、精神分裂症状。这些都是心中的毒素，但也都可以通过行为催眠法进行改变。

1. 脱敏催眠法

脱敏催眠法主要是诱导被治疗者缓慢地暴露出导致神经性焦虑、恐惧的情境，并通过心理放松状态对抗这种焦虑情绪，从而达到消除焦虑或恐惧的目的。

这个办法适用于职场中那些对某些事物或某个人过于敏感、紧张的人。不过，让一个人产生敏感、紧张的对象不同，如可能是一件事、一个物品、某个人等。脱敏催眠法的关键是确定引起过激反应的事件或物体。所以，在自己进行系统脱敏练习时一定要有的放矢，不能找错了原因。

在采用这一方法进行治疗时，其具体步骤又是什么呢？它主要包括三个步骤：

一是建立恐怖或焦虑的等级层次。这一步包含两项内容，分别是找出所有使求治者感到恐怖或焦虑的事件，将求治者报告出的恐怖或焦虑事件按等级程度由小到大的顺序排列。

二是进行放松训练。其一般需要 6~10 次练习，每次历时半小时，每天 1~2 次，以达到全身肌肉能够迅速进入松弛状态为合格。

三是进行脱敏催眠练习。

职场中引起人焦虑、紧张的因素多是某件事、某个物品或某个人，如在拥挤的人群中或某个环境下遭某个异性触碰或触摸，从而引起过激反应。

针对这个问题可以采用下列办法：想象自己在拥挤的电梯里，想象自己周围挤满了异性，当感到紧张时可以用深呼吸来调节情绪；在大街上远距离观看异性人群，想象自己就在人群中，并暗示自己没有人想伤害你自己；在人群拥挤的地方做与异性近距离接触练习等。

总之，当你了解了脱敏催眠法的整个治疗原理和步骤后，可以根据自己的具体情况进行有针对性的练习。同时，需要注意的是，它只不过是一种催眠疗法，不能代替应付某一刺激所应有的认识、能力、方法与技能。

2. 厌恶催眠法

该催眠法的主要原理是，把令人厌恶的刺激，如语言责备、想象等，与患者的不良行为相结合，形成一种新的条件反射，以对抗原有的不良行为，进而消除这种不良行为。

厌恶催眠法的主要治疗过程是在被治疗者出现问题行为时，施加某种厌恶性的或惩罚性的催眠刺激，使被治疗者产生一种厌恶的生理或心理反应，如疼痛、恶心、呕吐等。如此反复实施，就可使问题行为与厌恶反应建立起条件反射。

生活中，厌恶催眠法常用于戒烟、戒酒或戒药瘾以及矫正强迫症和某些其他不良行为。

其中，强迫症作为一种越来越普遍的职场常见症，使不少人承受着严重的心理压力，而且已经被列入严重影响都市人群生活质量的四大精神障碍之一，成为 21 世纪精神心理疾病研究的重点。

从心理学角度讲，强迫症是以反复出现强迫观念和强迫动作为基本特征的一种神经症障碍。冲动和观念来自自我，意识到强迫症状是异常的，但又无法摆脱。

如果你正在为自己的强迫行为感到焦虑不安，可以按下面的方法试一下：

治疗强迫症可以用橡圈厌恶催眠。它是厌恶催眠的一种，可以用于治疗强迫性思虑或行为等。这是一种简单易行的方法，但具体操作时方法必须要正确，否则常影响效果甚至无效。

当自己被某种强迫行为困扰时，可以用橡皮圈的弹打刺激自己厌恶这种行为。在具体操作时要注意以下几点：

一是拉弹必须稍用力，以引起腕部有疼痛感；

二是弹时必须集中注意力计算拉弹次数，直到病态现象消失为止；

三是拉弹如果在 300 次以上，病态现象仍不消失，必须考虑拉弹方面是否有问题；

四是每日必须作催眠日志记录。

总之，无论对于强迫症还是其他不良行为，在采用厌恶催眠时，治疗者应使厌恶性刺激达到足够的强度，并通过刺激使被催眠者产生痛苦或厌恶反应。另外，催眠者要有信心，同时当症状有所改善时，催眠者要及时鼓励自己，而且必要时最好取得其家人、朋友的配合，这样效果会更好。

3. 奖励强化催眠法

该方法是根据操作条件反射原理设计出来的，目的是通过强化（即奖励）使被治疗者形成某种期望。当被催眠者出现某种预期的良好行为表现时，催眠者马上给予奖励，从而使该行为得到强化。

这个办法的确很适合抑郁症患者。调查发现，近年来，职场中患有抑郁性精神疾患的人越来越多。其中，白领们更容易情绪失调、苦闷抑郁，而这就是典型的"职场抑郁"表现。

抑郁已成为继心脏病之后第二种最能够使人失去工作能力的疾病。统计资料显示：我国约有 30% 的人曾出现过如情绪低落、烦躁焦虑、恐慌、行为失常等抑郁特征。

奖励强化催眠的具体做法是：催眠者采取渐进式的强化作业方法，当被催眠者完成某个强化结果时给予鼓励，以促使被催眠者逐渐接受正常行为。当被催眠者由病态行为，如孤独、抑郁、恐惧等，主动表现出对人和蔼、友好时，治疗者应及时予以奖励，并告诉他奖励的原因。

根据这个思路，抑郁者可积极开展自我心理救助，让自己对未来有一个积极的期望，鼓励自己采取有效行动，并分步骤实施。每迈出一步都要积极暗示自己，"我是好样的，我能走出去，一定能"。这样就可以在不断自我鼓励强化下，一点点走出抑郁的深渊。

杨安谈冥想与催眠

◆ 行为、习惯或异常生理功能是个体在其生活经历中或精神创伤下，通过条件反射固定下来的。

◆ 我们生活在一个快节奏的社会，一方面我们在享受这个社会带给我们的美好，另一方面也面临着各方面失衡的危险，如生理与心理失衡、身心与现代生活的失衡等。

◆ 缓解自我心灵压力，我们需要自我放松的冥想和催眠。

行为催眠与企业管理

行为催眠的应用绝不局限于心理治疗，在企业管理中，行为催眠也是能够发挥积极作用的。行为催眠的结果是双赢。要让员工高度认同企业文化，自觉遵守企业制度，自觉服从企业管理。

在企业管理中，不管是初、中级管理者，还是高级管理者，都会遇到这样的问题：如何让下属更顺利、更有效地执行指令？如何说服下属按照一个最佳方案而不是他自己所认为的方案行事？如何最大限度地避免主观因素对事情的影响？在出现问题、矛盾的时候，如何快速走出问题的旋涡，解决矛盾？

事实上，一个好的管理者往往会运用行为催眠，既给下属表现他们自己的机会，又能够因势利导地将下属的思路引到自己想要的思路上来，最终达成自己所希望的目标，完成自己所希望的结果。管理者必须对下属的情绪有敏锐的洞察力，从而能够在第一时间进行安抚和激励。

　　某公司准备参加在广州召开的展销会，由于上一年展销会的出色业绩，销售总监对今年的销售业绩也是信心十足，但他还是决定保守一些，将目标定在了 800 万元。因为他本人要去华北地区开拓市场，所以他把展销会的事情安排给销售副总全权负责，希望副总能给自己意外的惊喜。交代完一切后，销售总监放心地离开了。半个月以后，当销售总监出差回来，兴冲冲地找来副总询问展销会成绩的时候，却得到了一个令他十分惊讶的数字——400 万元。

　　这不仅没达到预期目标，甚至连去年的成绩也不及！这么强烈的反差让销售总监非常生气。总监在这次出差中恰好参加了某兄弟企业举办的管理心理学培训。在课堂上，培训师对类似的情况作了专门的分析，让总监深受启发。因此，他决定尝试从培训课上新学到的办法：用恰当的问题、合理的方式逐步催眠下属，让对方老老实实地承担起自己应尽的责任。

　　当副总为自己说的话构思费神之际，总监缓和了一下情绪，用尽可能平和的语气问道："具体是怎么回事？请你详细地告诉我。"总监这个时候的态度显然让早已做好准备接受狂风暴雨的副总很是意外。副总愣了片刻，才慢慢地把当时的情况原原本本地说了一遍。当然，其中也刻意提到了不少的客观问题，很明显有为自己开脱、推卸责任的意味。

　　不管副总怎么抱怨、驳斥，总监都在仔细倾听，毫无愠色。在副总陈述完后，总监接着问道："能不能再说得详细一些？还有要补充的地方吗？"于是，副总只好将整个展会的过程更加详细地讲述了一遍。"嗯，现在已经这样了，"总监若有所思地说道，"那么，我想听一听你对这些问题的看法和意见。"见到上司似乎并没有严厉责怪自己的意思，副总的心情稍微放松了一些，开始说出自己对目前问题的看法以及补救的措施。但是，由于之前他将心思和精力全部放在了寻找借口和应对可能发生的责备上，对于问题的解决之道显然有些准备不足。

尽管如此，总监仍然没有一点责怪的意思，反而鼓励道："你的想法很好，不过能不能说得更详细一些？咱们可以一起来商量一下补救的措施。"不仅没有受到责备，反而还受到上司的鼓励，副总显得有些受宠若惊。情绪的变化让他的思维也变得更加活跃起来，很快就想出了不少补救措施。同时，总监也说出了自己的一些想法："好，现在你就去把这几个方法整理一下，做成一个尽可能详细的计划，我们下午开会讨论一下。好吗？"副总说："是，我这就去办！"说完他很高兴地回去了，并很快便将一份详细实用的报告写了出来。

从带着防备心理走进办公室到兴冲冲地回去整理计划和报告，副总在短短的时间里所产生的变化，就是总监利用催眠成功管理的结果。这种催眠当然不是我们所讲的传统意义上的催眠，甚至连之前提到的那些要素都没有用到。

总监的行为，仅仅是通过语言的诱导，让副总主动承担起属于自己的责任，从而达到了催眠的效果。犯错的人往往自己都很清楚犯错的后果，为了逃避责任，必然会想方设法地找一些借口推脱。

面对副总的这种心态，总监选择的不是让他说出借口然后引发那些无谓的争论，而是根本不给他"避险""逃难"的任何机会。他通过自己合理而恰当的问题，引导对方的思想进入自己预设好的道路，然后层层逼近，使副总将注意力集中到问题的解决方法上。就这样，在总监的诱导下，副总全然忘记了之前准备好的推卸言论，促进了问题的解决。

事实说明，作为企业管理者来说，如果能够恰当地运用行为催眠、诱导下属，那么，很多管理上的麻烦、问题都可以迎刃而解。

杨安谈冥想与催眠

◆企业文化是一种存在，它基于企业的宗旨、管理思想、管理制度以及管理者的构成而产生，由企业行为和员工行为所创造。

◆文化是企业的重中之重，是推动企业创新发展的原动力。催眠可以帮助企业发挥企业文化的作用。

◆通过低廉的价格和优质的服务可以催眠企业的消费者。

行为催眠工具和技术

属于行为催眠法体系的催眠技术有数十种。除了上文介绍的方法外，还有自信训练催眠法、消退催眠法、示范催眠法、生物反馈催眠法等。

1. 自信训练催眠法

自信训练催眠法是通过让被催眠者学会表现自己以增强自信心而消除恐惧、焦虑等消极情绪。一个人之所以对自己缺乏信心，主要是因为没有或不善于表达自己，只要有了表达自己并善于表达自己的行为，就不会害怕表现自己，就有了信心。

自信训练催眠法主要采用角色扮演方法，一般用集体或小组的方式进行。

如矫治社交困难，可先让被催眠者扮演超市商场的营业员，行为极其小心谨慎，既不敢得罪顾客，又慑于经理（或店长）的威严。在此过程中，催眠者可让其他治疗合作者扮演怒气冲天的顾客，以及飞扬跋扈的经理（或店长），当然，怒气冲天和飞扬跋扈一定要有道理。在指出被催眠者社交方面的缺陷后，再角色互换，让治疗合作者当营业员，而被催眠者或者扮演顾客，或者扮演经理（或店长），让被催眠者从刚学来的行为中表达自己的意愿，以塑造自信的社交反应模式。这样不断周而复始，直到被催眠者能将这种新获得的行为迁移到现实生活中为止。

2. 消退催眠法

消退催眠法是对不良行为不予强化而使其自然消退。消退催眠法在现实生活中用得比较广泛，效果也很不错。

如孩子任性、霸道，常为了达到某种不合理的目的而大哭大闹，甚至不吃饭。如果父母妥协，满足孩子要求，则孩子就会养成无理取闹的不良习惯，并以此作为今后满足其他不合理要求的手段。如果父母在孩子用无理取闹作为手段要求满足其某种不合理需求时，不予理睬，不以妥协给予强化，孩子则因不合理需求始终不能满足，其无理取闹的不良行为就会抑制和消退。

3. 示范催眠法

示范催眠法是通过观察和模仿他人适应性行为以形成相应的行为。

示范催眠法包括观察与模拟两个阶段。观察阶段是让被催眠者先仔细看别人适应良好行为与这些行为的结果，而这些适应性行为是被催眠者也希望能出现的。模拟阶段是让被催眠者亲自实践这些行为，催眠者则在被催眠者出现这些适应性行为时给予奖励强化。

如矫治社交恐惧症，可先让被催眠者在生活中观看别人是怎样与各种人交往的，包括乘车、购物，然后让被催眠者仿照别人乘车、购物的情景，鼓励被催眠者主动与他人交往。如被催眠者出现了正常的适应性行为，则可以给予物质或精神的奖励。

4. 生物反馈催眠法

生物反馈催眠法是利用生物反馈技术，按照生物反馈仪上显示出来的诸如肌电、皮肤电、皮肤温度、脑电、心率、血压和血管容积等生物学信息，通过肌肉、精神放松训练，以调整与这些信息有关的内部器官系统的病理性活动。

生物反馈催眠法的操作步骤包括催眠前准备和催眠过程两个阶段。

（1）催眠前准备。治疗室温度应维持在 18~25℃。在进行皮温和皮肤电反馈训练时，室温波动不应超过 0.5℃。对被催眠者生理、生化和症状等作基线测定。其中，心理方面可采用各种人格和情绪测定量表；生理方面可利用生物反馈仪或其他设备作呼吸、血压、脉搏、肌电、皮温等测定；生化方面一般作血、尿中儿茶酚胺、唾液 pH 值、电介质及溶菌酶含量等测定；症状方面按被催眠者主观感觉自行测定，如头痛通常可分为 10 个等级，最低级为无症状，最高级为最剧烈头痛的体验。获得基线数据后，再给被催眠者以应激刺激。例如，要求被催眠者心算或想象可怕的事，以观察肌紧张反应，尤其是头部肌肉反应的程度，并观察应激后恢复的时间。

（2）催眠过程。事先排空大小便，并禁用咖啡、酒等刺激饮料。先在房内静坐 15~30 分钟，然后头斜靠在沙发背上。电极放置按所要测定的肌肉而定，反馈仪放在被催眠者前方的小桌上，可以清楚地看到或听到所发出的肌肉放松的指示信号。通过催眠者指导，使被催眠者学会体验全身肌肉放松程度与反馈信号变化的关系，了解到自己的意念活动可以影响体内生理信息的变化，从而集中注意力积极配合治疗。开始治疗时仪器的阈值要调整到最灵敏的状态，即肌肉放松的微弱变化也能引起信号的明显改变，同时教给被催眠者各种肌肉放松技巧，如深慢呼吸等。当被催眠者掌握了肌肉放松的技巧后，在下一次治疗时增加仪器的阈值，使被催眠者须加强主观努力才能达到原来仪器所给出的放松程度的信号。这样经过数次训练治疗，就可使肌肉达到理想的放松程度。

治疗一次约 30 分钟，每周 3 次，同时配合家庭训练每日 1~2 次。所谓家庭训练即是将在治疗室中由生物反馈仪指引所学到的肌肉放松体验，在家中没有仪器指引的情况下，每日进行自我训练，以巩固所获得的体验效果。一般一个疗程需 4~8 周。

杨安谈冥想与催眠

◆对孩子新的行为给予持久的赞赏，而不再纵容旧行为，那么孩子的新行为就会取代旧行为。

◆在不良行为反应（焦虑、恐惧）出现时，能适时地运用放松训练进行对抗，可以深度地放松肌肉。

◆向被催眠者讲明治疗的意义、目的、方法和注意事项，要求催眠者高度配合，可以树立其坚强的信心和决心。

第四章

冥想的概念和技术

冥想是灵性修炼的重要工具。

什么是冥想

冥想本身被当作宗教修炼的一种方法。在神秘的东方文化中，人们相信通过这种途径能够洗涤心灵，消除心中的杂念，从而实现一种内心的解脱。而现代人又发现，冥想对于摆脱压力、解除烦恼、维持心理平衡具有上佳功效。

在当今时代，人们的心很容易波动：亲情、爱情、友情带给我们的喜与忧；学习、工作、升迁降职带给我们的躁动；还有那不可抗拒的生老病死引起的恐慌……我们有很多理由认为自己不能冥想。比如太忙、太爱分心、太难，其实，冥想完全可以让你停止意识以外的一切活动，从而达到"忘我之境"。

事实上，冥想除了解决人类注意力紊乱的缺陷，还有帮助人们减轻压力的作用。通过对冥想者大脑的扫描可以知道：有规律地冥想，可以调节大脑神经，让处于压力下的大脑得到放松。因此，冥想者比一般人更容易达到平静而快乐的状态。

一些大脑神经系统专家利用复杂的成像技术做测试，得出的结论更是让人激动：在深度冥想中，大脑如同身体一样会经历微妙的变化，冥想可以训练头脑，重新改造大脑。许多医学研究还证明，冥想可以预防冠心病、前列腺疾病、高血压的发生，还可以防止或减轻心脏病、艾滋病、癌症等慢性疾病所产生的疼痛，同时可以提高人们的免疫力。

有研究者表示，冥想者的技术越高，他的免疫系统的功能就越好。已经有研究证明，爱冥想的女性患上乳腺疾病的概率非常小。

冥想所具有的神奇作用让很多人都误以为练习冥想是一件很困难、很复杂的事情。在他们看来，冥想应该是去丛林深处的某个僻静地，然后点着薰香，像宗教人士那样盘腿而坐，而且坐的时间非常长。

其实不然，冥想是一件非常简单的事情。公园的草地上、宽敞的室内场馆中，或者舒适的椅子上，都是适合冥想的场所。冥想的方式也有很多种，有坐禅的冥想、站立姿势的冥想、舞蹈式的冥想，祈祷和读经也是冥想的一种。除此之外，还有休闲式冥想（直坐或稍微向下斜躺在座椅上）、慢走式冥想（刚开始每步都走得相当慢，之后就完全意识不到自己的步伐）、超然冥想（反复重复一个梵语音节）、音乐冥想（闭上眼睛随着音乐进入宁静的状态），等等。冥想所需要的时间也可以根据个人的习惯来定，从几分钟到一个小时都可以。

冥想方法很多，大多以"静"为主。下面是笔者常用的三种冥想修行法。

1. 动静式冥想

既可静态又可动态，而且任何时候都可以进行。一般适合在安静场所，单独或集体进行。第一步，全身放松，平躺于地面；第二步，调息，即呼吸控制练习；第三步，身体静止，精神放松，摆脱对身体功能的注意；第四步，将外在意识长时间固定在一个意念对象上，不间断地默念自己沉思的对象，超越任何有关自我的回忆，达到一个更高的境界。动静式冥想能够提高自身体质，改善心理物理平衡。

2. 静式冥想

采取静态即打坐参禅的方式。早晚各一次，或者一日多次。一般是在完全安静的环境中，单独或集体打坐。第一步，弯腰，面壁，盘腿坐于地垫上；第二步，把注意力集中在距地面一米处；第三步，呼吸均匀，停止一切思考和欲念；第四步，保持心无杂念；第五步，松开盘腿，缓缓站立，双手合十，弯腰再盘腿而坐。静式冥想能够使人远离日常的烦恼，保持头脑清醒，注意力集中。

3.传统式冥想

起源于绕式打坐修行术，采取静态方式。一日一次或多次。盘腿坐于静室，默念经文，可用音乐做背景，单独或集体静坐参禅。第一步，盘腿坐于莲花坐垫，眼睛微闭；第二步，按传统方式，先三叩头；第三步，将意识固定在一个对象上，如固定在呼吸、直觉或同情心上；第四步，调息，心中默念自己沉思的对象，超越任何自我，达到全身心的放松；第五步，暂时把自己带回到现实中，然后再次入定进入沉思。中国传统式冥想令人超越自我，解脱烦恼，调节心境。

杨安谈冥想与催眠

◆冥想在控制情绪方面的奇特功效，不仅仅在于压抑情绪，而是着重于淡化情绪，最终给情绪找到出口，将其释放。

◆冥想的最高境界，是佛教中所说的"三昧"或"定"，即通过冥想，超越了精神恍惚的阶段，达到一种安详、透彻的心理状态。

◆冥想可以提供给我们一个贴近心灵的机会，让我们认真地倾听自己心中的声音。生活中有许多不尽如人意的地方，我们无法改变，却可以通过调整心灵来积极面对。

所有想"法"中，冥想最健康

我们知道，冥想是停止意识对外的一切活动，而达到"忘我之境"的一种心灵自律行为。这不是要消灭意识，而是要在十分清醒的意识状态下，让潜在意识活动更加敏锐与活跃。当人进入冥想状态时，支配理性思考的脑部新皮质作用就会受到抑制，而支配本能以及负责调整激素分泌的脑干与脑丘下部的作用都会变得活跃。

这时，想象力、创造力与灵感便会源源不断地涌出。人的判断力、理解力都会大幅度提高，同时身心会呈现安定、愉快、心旷神怡的感觉。由此可见，冥想是创造和维护健康最为重要的方法之一。而在所有思想方"法"中，冥想最健康。

要健康就不能将身体健康跟情感、精神和灵性状态割裂开来，这些层面都是相互联系的。所谓"疾病"，就是在某些层面上出现冲突、紧张、焦虑或不和谐等状态。当我们身体上有所不适时，它无疑也在传递一个信息——要我们去深入洞察我们的情感和情绪、思想和态度，看看我们可以做些什么来恢复我们天然的和谐与平衡。因此，要明确病因，我们必须转向内在，侦测内部的进程。

我们知道，冥想是一种从心灵到身体的信息传递方式，在冥想期间，我们有意无意地在心中形成意象和思想，然后作为信号或命令，将它们传递给身体。而有意识的冥想，就是创造正面的思想和意象，以取代负面的、紧缩的、病态的思想和意象，同时，将正面的、积极的思想和意象传递给身体的一个过程。

虽然我们也需要外部的治疗，但根本的疗愈总是来自内在。冥想是疗愈疾病的一个内在的有效工具，因为它直达问题的源头——你自身的概念和意象。

怎样通过冥想来治愈我们出现的一些身心症状呢？其实，你只需肯定和想象自己一直处于健康有活力的状态就可以了，就是那种自己永远也无须为康复担忧的感觉。想象自己处于良好的健康状况，将自己的问题看作已完全治愈。在不同的层面可以采用不同的方法，你需要找到最有效的肯定和意象。

下面这个冥想方法十分有效：

坐着或躺下，深呼吸，放松。从脚趾开始，将意念依次放在脚部、双腿、腹部等身体部位，渐次放松，释放紧张，感觉所有的紧张都正在消解和排出。

现在开始想象，金色的疗愈性光芒，正在围绕着自己的身体，体会它，感觉它，享受它。

如果你身体的某个特殊部位出现了不适，就向那个部位发问，问它是否有信息要传递给你，问问此时此刻或者在你以后的生活中是否有什么事情需要你去领会和做的。

在宁静中待上几分钟，并留意是否有任何回应你的话语、意象或感受出现。如果得到回答，尽你所能去领会和追随它。如果没有得到回答，那就继续做下去。答案可能晚一点出现，或许会以一种出乎你意料的形式出现。

现在，将疗愈的能量导向那个部位和任何有需要的部位，并去感受它被疗愈的感觉。你或许想让心灵向导或者任何导师和心理治疗师帮助你做疗愈。

冥想问题解决了，能量流开了，接下来，去冥想其他你觉得合适的意象。

比如，想象自己处在自然而完美的健康中。设想自己在不同的境况中都感觉良好，状态积极而健康。想象对自己的滋养和呵护，使自己始终处于健康状态。

如果你早已碰到了一些健康问题，令人欣慰的是，"治愈"的奇迹每天都在发生，即便是一些非常严重的疾病，比如癌症、关节炎、心脏病等，都可以通过运用各种冥想得以"治愈"。

这里还有一个用于疗愈疼痛现象并促进健康的冥想技巧：

躺下并闭上眼睛，深深地放松。将意念在呼吸上稍作停留，做自然、缓慢而深长的呼吸。从 10 数到 1，每数一下都感觉自己进入了更深远、更放松的状态。

当处于完全的深度放松中时，想象一个明亮的颜色，任何颜色都可以。最好采用出现在脑海的第一个颜色。要设想一个有直径 15 厘米的明亮光圈。想象这个光圈变得越来越大，直到充满了整个想象空间。体验到这个情景之后，设想光圈在收缩，变得越来越小。

现在让光圈变得更小，直到直径只有 2~3 厘米，还在收缩，最终完全消失。

现在，请再做一遍这个冥想练习，这一次请设想那个颜色就是你的疼痛。

杨安谈冥想与催眠

◆如果我们受困于这样那样的身体上的不适，这其实就是一个信息，是要我们向内看，看看我们的意识中是否有什么需要辨识、确认和疗愈的。

◆疾病使我们需要在自身内在的问题或生活中的问题寻求解决的途径。如果我们愿意深入觉察自身的情感和信念，我们常常会在各个层面上都得到治愈。

◆有时候，我们生病是因为我们从内心层面上相信疾病是对某些处境和环境的适应性反应。

冥想就是自己和自己在一起

人世枯荣，红尘哀乐，鸟鹊争鸣，与我们何干？不如一个人，静下来，和自己完完全全地在一起，不管是在林下入定，还是在自己的房间里静卧，抑或在一个有人或没人的地方，沉浸在自己内心的无边静谧和遐想里。只有和自己在一起的时候，一个人才会了解自己；而不了解自己的人，一切喜怒哀乐都少了点真实和厚重。

和自己在一起是一种状态，只要你有意识地面对自己，自己和自己对话，自己在寻找自己，你总和自己在一起。越是惧怕和自己在一起的人，依赖性越强，越缺乏自主性和独立性，自我意识也越不健全，因而也越不成熟。

如果一个人对自己的一切都了如指掌，就表示他有了清楚的自我概念。他就自然敢于面对自己，敢于做深层的自我探索。因而在和自己在一起时，他就会觉得坦然、充实。这种人是一个善于独处的人、一个成熟的人。善于和自己在一起的人，由于自我得到整合，他是一个健全的人。和自己在一起对他来讲，既是一种目的，又是一种手段。假借这种手段，他懂得如何更好、更有效地与人交往。

和自己在一起的时候，避开外部世界的一切干扰，静静地倾听来自自己内心的声音，会发现一个奇妙的世界：为平素难以启齿的冲动和欲望而生畏；为自己荒诞离奇的念头而惊异；为自己的过去而懊恼；为自己神圣而崇高的勃勃雄心而自信。

和自己在一起的人对人对己都有一个客观而公正的态度。通过和自己在一起——这一主动的、有力的、积极的处世手段，正是为了更有效地面对现实，迎接挑战。和自己在一起不是孤独。

孤独是一种无可奈何、无助的情感体验；而和自己在一起则是有益的、充实的、调解身心的手段。当你学会和自己在一起的时候，你会发现，和自己在一起是一种享受、一种境界、一种超脱。和自己在一起的好处太多了，和自己在一起的时间太值得了。

首先，我们应该做到树立正确的意识，不要害怕一个人去面对生活，要认识到和自己在一起是一种机会，是一个人走向成熟的必经阶段。

其次，我们还要学会在和自己在一起时进行深层思考。凡事有自己的见解，不急躁，不慌张，懂得静心。

再次，可以想些没有答案的问题。也许你会觉得这样做很可笑，殊不知，"人是一株会思想的芦苇"，当我们远离了那些看似没有意义的思考，我们的人生也就真的没有多少意义了。我们知道财富是好的，光阴是宝贵的，家人是重要的，但我们是否想过，那个拥有财富、体会时光、爱着亲人的"我"，到底是谁呢？他的本来面目是什么？他真正喜爱的是什么？他打算怎样度过自己的一生？这些问题对一些人来说只是无聊的文字游戏，但对另一些人来说，却是真实的、迫切需要解答的。佛陀不正是第一个因为这些问题而遁入山林，苦参佛法的人吗？

虽然这些问题似乎永远都没有答案，但对它们的每一次思考，都会让我们更接近心中那个真实的自己。

从次，反思自己。"静坐常思己过，闲谈莫论人非。"古人早就提醒我们，一个人静坐时要常常思虑自己的行为，想想对哪些过错的改正是被我们错过了的。如果你想起了昨天因为工作劳累而对家人态度冷淡，今天就买点小礼物，早点下班回去逗他们开心；如果你想起了就在刚才和同事因为一个问题而言语不快，马上就去和他开个玩笑，让芥蒂在笑声里烟消云散；如果你想起了曾经十分向往的一处山川，马上就着手安排一下时间和路线，找个周末或是长假，把曾经的自己在天地间拾起：如果……反思自己，能让我们一步步更接近完美的自己。

最后，培养自己的慢性子。一个人的时候，我们总是要比和别人在一起时轻松自在，动作幅度变大，动作频率却变慢，要么伸伸懒腰，要么在床上打几个滚。总之不用拘谨，也不必着急。这样的自在，是我们在匆忙的城市生活里很难寻觅到的。

试着培养自己的慢性子，慢慢地翻着书页，仿佛被翻过的那一页上的文字会永远褪去；慢慢地清洗晚餐后的瓜果，仿佛那每一颗、每一个，都是家人的一次温暖微笑；慢慢地抚摸爱人的头发，仿佛那一缕青丝，转眼就会成白发；慢慢地把自己的生活，把那一杯人人都有的清水般的生活，过成一池透着清香的莲塘。

从现在开始，和自己在一起。体会眼前、脑海、心底的一切，让它们一一浮现、绽开，再把它们一一折好、放稳。等你静静完成了这一切，心满意足地继续上路时，你会蓦然发现，佛陀刚好到了你身边。

杨安谈冥想与催眠

◆和自己在一起，学会抉择，学会认识事情的本质，就是在独处中修炼自己。

◆和自己在一起，独处不意味着孤独、孤僻、颓废、与世隔绝。

◆当一个人真正地进入一种高尚纯洁的孤独境界时，他才可以将心灵的触觉更深地伸入生命的内核，审视自己的内心，作一些与现实距离上的调整迂回，捕捉到生命中若隐若现的灵感、机遇和创造的契机，同时也会产生一种俯瞰人生的力量和信心。

如何通过冥想协调身与心

无论是从身体健康、心理健康，还是从协调身与心来说，冥想都能给人带来正能量。经常练习冥想，能使自己越来越容易进入放空的"无我"状态，人的自我调节能力也会越来越强。学会冥想，让你充满正能量，也让生活变得更简单。

杨安老师的这个练习十分适合在早上刚醒来的时候做，也可以在每次冥想开始的时候做，或者在任何你需要放松的时候做。冥想完成后你会彻底放松。

在日常生活中，有时候你会隐藏自己真实的想法，甚至拒绝面对它。可是，即使是些不太善意的想法，也是你的一部分。当你能够直面它，它不会再那么可怕；当你否认它、忽视它，只会为你带来痛苦。现在开始开发大脑的宇宙，让自己有足够的空间坦率地直面自己。

现在，静下来，关注自己的内在世界和外在环境，尽情地探索自己、发现自己，正视自己的缺点，为自己的优点而欣喜。

闭上双眼，然后回想一下这个过程：你的头脑中产生了一个想法，它指向你身体的某处，让你的眼睑闭合——它就这样发生了。

想一想这二者之间的区别：向身体的某个部位发出指令的大脑和给自己发送"写一封信"这样的信息的大脑。你的大脑接受了这个信息，就将它转化为实际的结果；不接受这个信息，就不会将它转化为实际行动。

因此，在这一刻，请与那神奇的大脑相连接，要知道它虽然有极强的适应能力，但它也有局限。那就是当你没有真正跟自己接触的时候，大脑会依据你的自我价值感而自行排斥或接受一个信息。在这个清晨，因为我们处在关爱的环境里，也因为我传达的信息是以健康和成长为基调的，所以我让你闭上双眼的指令被你的大脑所接受。如果感觉不够安全，那你可能就不会闭上眼睛。此时你的大脑与双眼之间的关系并没有什么不同，只是大脑不会允许你接受这些建议。假如你感到受威胁，可能也会做出闭眼的动作，因为你具有这样做的能力。但这样做的时候，你却会感到很困难。所有这一切都显示出我们的头脑与身体以及生理、情感和智力之间精妙复杂的关系。

你可以想象自己身处美丽的大自然中。它可以是你喜欢的任何地方——草地、山顶、海边，甚至可以是海底或者前往一个你向往的星球。不论在哪里，总之它会让你感到舒服、愉悦、平和。

徜徉在这样的环境中，留意那些美妙的细节，包括声音和气味，以及它所留给你的特别感受和印象。你可以想象做任何事情——盖一座小木屋或者举办一场婚礼。

你的大脑就像是一个守门员，驻守着你所有的结论、对以往经历的解释、发表言论的自由或禁令——它们都储存在那里。

现在请让自己与放松的整个身体相连接。这时你的大脑又在其中扮演着重要的角色。请运用你所有的关于放松的知识，然后进到你的内在，在全身上下进行一次考察，寻找那些小小的紧张之处。如果找到它们，就冲它们微笑，感谢它们让你知道，并让它们放松下来。你会惊讶地发现一些宁静的欢乐，一些还没有被用过的能力，以及一片干干净净无人涉足的领地。请你再一次触碰你的呼吸，花点时间在体内四处检查一下，看看还有哪个地方紧绷着。如果找到这样的地方，请给它们松绑，这样你就可以让你的身体真的放松下来。

需要注意的是，冥想有别于瞎想，更不是苦想。在冥想过程中，始终要有意识地引导自己向积极的、阳光的事物去想象，这样才会越想越健康。

杨安谈冥想与催眠

◆冥想不仅可以清扫人心里的杂念，使人平静下来，而且可通过潜意识的作用使得人重获心理正能量。

◆身心合一的冥想练习能够提高大脑相应部位神经细胞的连接活性，从而能够更好地调节和控制人们的情绪和行为，让人们的内心更平静，头脑更加机敏。

◆冥想是改变生命状态最有效的手段，它让我们控制头脑中不受约束的思想，稳定不安分的情感，为存在于每个人内心的智慧和本能提供发展的空间。

为什么冥想能使左脑与右脑交合

右脑模式不但有利于创造，而且有助于学习。右脑中没有语言，它无法知晓它所知的东西，也没有萦绕耳边的自我评判声。它乐于学习新东西。想象一个满怀好奇与童真的正在玩耍、欢笑、探索的婴儿，因为语言能力有限，他基本没有自我评判的声音，他渴望学习而不在意结果。无论对于儿童还是成人，这都是成长发展的理想途径。这是通过冥想能够培养的一种状态。

而我们的左脑充满想法、概念、信念以及过往经验的记忆，它们深刻影响着新进入的信息。一方面，这种本能促进明辨和批判的思维。另一方面，无论形象的还是语言的，成见都阻碍人们作出创新性的发现。冥想具有专注的思想指向，既调动了左脑功能，又能通过想象使得大脑对每种体验保持开放性，不受成见、动机或期望的束缚。

所以，冥想能很好地使左脑与右脑交合。并通过平衡左右脑的功能，调整大脑的工作状态，改善大脑工作的内环境，从而提高大脑的工作效率。

冥想法一般由三部分组成：身体放松练习、情境想象练习和良性暗示。

1. 身体放松练习

身体放松练习的主要方法有中国的气功、印度的瑜伽。无论是练习气功，还是练习瑜伽，都会使人的生理活动发生变化，包括促进大脑的脑电波稳定、减少能量消耗、降低血液中乳酸盐的浓度。

2. 情境想象练习

情境想象练习的主要目的是使学生产生愉快的心情，刺激大脑快乐素多巴胺分泌。有关研究证实，放松、愉快的心境有利于学习，有益于记忆和思维能力的发挥。具体做法是让学生想象美妙的场景，并想象自己身处其中，同时配以优美的乐曲，以此使学生处于轻松愉快的境地。

3. 良性暗示

良性暗示的主要目的是通过人脑的潜意识活动，开发人脑的潜力。暗示法又称神经语言程序设定法。神经就是人的大脑神经细胞。语言就是一个人对自己描述各种事件以及情况的方式。个人所使用的语言都含有固定的价值。当人说话时，大脑应付聆听并作出相应的反应。

如果一个人经常对自己说：我太健忘了，我太笨了，我数学不行，等等，则其潜意识中将作出相应的反应，使他真的表现出这个样子。程序设定就是改变自己对自己的语言（或态度）。如果一个人经常给自己的大脑施加否定语言，则他的大脑活动程序就会按否定的方式指挥其工作。相反，如果改变其否定的语言，则他的大脑就会按肯定的方式指挥其工作。

人们经常给自己的大脑施加的否定语言有 12 种。

第一，我笨。

第二，我不想学。

第三，以前学这门功课有过糟糕的经历。

第四，我的老师使我对自己的感觉很糟糕。

第五，他们不会让我以自己的方式学习。

第六，他们总是不鼓励独到的见解。

第七，我因为太聪明而受到过惩罚。

第八，我觉得思想开放、好奇心让我感到不舒服。

第九，我没有那种大脑程序。

第十，我的创造力枯竭了。

第十一，现在要改变太可怕了。

第十二，坦白说，我不配。

如果一个人经常给自己的大脑施加下面的肯定语言，就会改善自己大脑的功能。

第一，我能比想象的还聪明。

第二，我的确比想象的还聪明。

第三，我能掌握让自己的大脑聪明起来的方法。

第四，我能行。

第五，我要实现自己的目标。

第六，学习是我非常喜欢的事。

第七，学习与记忆对我来说非常容易。

第八，我很平静和自信。

第九，我的记忆力很好。

第十，我要记什么就能记住它。

杨安谈冥想与催眠

◆忙碌的生活让我们的肩头承受重压，身心疲惫不堪。冥想可以有效地让思想和情绪安宁下来，给心灵一个休憩的空间。

◆冥想可以摒除一切杂念，它是心灵的伟大净化者。

◆无论哪种方式的冥想，人一定要使自己脱离外部世界的干扰。因为冥想的宗旨是获得内心的平静，只要你有自己的方法能使自己平静下来并保持积极心态，称不称为冥想其实是无所谓的。

获得深度宁静状态的方法

许多人都有过刹那"空"的体验，但这种为时不过数秒的境界，往往要经过多年用心的修炼才能达成。修成的人都说，他们从自己体验到的宁静中得到了至高的喜乐。据我所知，还没有科学家用大脑扫描技术捕捉过神经的这种状态，但有一群研究人员已经很接近了。某些形式的修行通常会刺激大脑部分区域产生活动，但他们发现，有一群高深的禅修者却可以把这类活动降低，因而产生一种彻底的统合性。

我曾经描述过大脑中的这种状态，即进入冥想的深度宁静中，所有的信息完全被挡下，无法进入我们的意识层。因此，最后的结果或许类似于深层静观一个对象时所达到的一种境界，即对于该对象的知觉完全消失，到了那个地步，据说也就到了神我完全合一的境界。

这里介绍一种简便易行的冥想深度宁静法。暂时将所有的事务搁在一旁，引导自己到旅游之地放松心情。伸展全身的筋骨，至少三次，让气血顺畅，而更易放松自我。躺着或者舒服地坐着，先做三个深呼吸，然后慢慢地引导自我放松。精神状况不良者易睡着，直达放松效果，若睡着了则自动脱离潜能状态。练习时间为 15~20 分钟。练习时可播放悦耳、柔和的音乐。

1. 具体步骤

（1）眼睛向上看眼睑、眉毛、额头、头皮（约 8 秒），慢慢闭上眼睛，然后深呼吸，吸气吸到满时，屏住呼吸 3 秒钟，然后吐气，眼睛保持闭着，让眼睛放松，让身体放松，想象全身的力气都蒸发掉了，身体、双手及双脚的力气都蒸发掉了。

（2）想象全身轻飘飘的，身体飘浮起来，飘浮在一大朵安全、舒适的白云里，同时也感觉全身软绵绵的，觉得非常舒服、非常轻松，自觉进入了深沉的放松状态。

（3）想象白色的光（把它看成是宇宙的能量）由头部进入自己的身体，白色的光笼罩自己的额头，感觉有一股暖流进入自己的额头，白色的光笼罩自己的眼睛、鼻子、嘴巴，整个头部都充满了这股暖流，自觉更加放松。

（4）白色的光往下扩散到颈部、肩膀、双手，白色的光使颈部、肩膀、双手都温暖了起来，从而使自己更加放松。

（5）白色的光进入胸腔，白色的光进入肺部与心脏，感觉肺部与心脏都温暖了起来，白色的光随着血液循环扩散到全身，感觉扩散到的部位都温暖了起来，依序由上背部、下背部、腹部、腰部、臀部、骨盆腔、双腿、双脚都充满白色的光，也依序温暖了起来。此时，全身的每个细胞都充满白色的光，所有的紧张压力完全消失。

（6）现在，全身都笼罩在白色的光里，白色的光让全身的肌肉、神经、皮肤完全放松，你越来越放松，越来越平静，越来越舒服，这时候自觉进入了深沉的潜能状态。

（7）自行从 10 倒数到 1，数到 1 的时候，自己就进入了潜能状态。如同乘电梯往下降，降至最底层。

（8）在潜能状态下自己可以静静地什么都不想，此时的境况最佳，是一种无念无想的状态，可以净化自我，想象白色的光不断地进入体内，不断地吸收补充能量，并开启无限的潜能与智慧（在这一步，也可以选择其他方式：欲增加信心者，想象自己完成了平时未能做到的事，并对自己说"我一定做得到"；欲心想事成者，最好每次针对一件事；有宗教信仰者可以祈祷，想象接受祝福的画面）。

（9）想结束练习时，自行从 1 数到 5，数到 5 的时候，就睁开眼睛，大大地睁开眼睛，然后就完全清醒，感觉非常舒服。

2. 注意事项

（1）最好穿着松软的衫裤，因为任何紧身的服饰都会令你在冥想时感到不适。

（2）在放松冥想的过程中，必须抛开一切事务，集中精神，然后运用想象力来放松自己。

（3）坐姿要正确，初试者可坐在一个约 8 厘米高的坐垫边沿，将注意力放在 1 米外的地方，或者什么也不想，只关注呼吸的运动。

（4）最好选择精神状况良好且无外界干扰的时段，通常是早上刚起床时，练习的效果较佳。若不行，则退而求其次利用午休时段。

（5）冷气或电风扇的风向，勿直对人体，尤其是后脑及膝盖，因该这两个部位极易遭受风寒入侵，而引起感冒。

（6）冥想时要学会用肚腹呼吸，吸气时腹部胀起，呼气时腹部收缩。

（7）练习时，四肢会有酥麻或沉重感，乃正常现象；刚练习时，偶有头晕或头部麻麻、胀胀的感觉，在身体方面也有痒、颤动或温热感，乃因气的聚集或运行，亦属正常现象。

（8）除上述诸现象外，若感觉任何不适，随时可以停止练习，睁大眼睛完全清醒过来。

（9）以自我暗示的方式令自己全身放松。每放松一个部位，便幻想扔掉了心里的不安和焦虑。如此静坐 10 分钟后，身体便不会再感到绷紧和有压力。若能多加练习，一段时间后，便可使心灵经常处于平静状态，思维会更清晰，分析能力也会得到提高。如欲探索病症、人际关系或其他问题的症结，请由可信任的专业人员帮你引导到深度的潜能状态去。

（10）练习完毕，若能按摩全身，则身体更健康。

杨安谈冥想与催眠

◆冥想可以把精神集中到一点，造成大脑里的一个优势兴奋中心。从而抑制其他部位，利用生物反馈的原理，控制机体的某些自动系统，对身心加以控制，使身心深度宁静。

◆冥想通过获得深度的宁静状态而增强良好状态。

◆一般人只是在一定时间有意识地放松自己，在静的状态下调整自己的呼吸速度，能达到缓解压力、平心静气、改善情绪的效果。

瑜伽冥想体系

1. 瑜伽冥想的起源

据学术考究，关于瑜伽冥想的记载最早出现在一系列被称为《吠陀经》的印度文中，这些记录表明早在公元前 3000—前 2000 年的吠陀时期就已有冥想传统。考古学家在印度河流域发掘到一件保存完好的瓷器，上面描画着练习瑜伽冥想的人物形象，这件陶器至今有五千年的历史，这表明，至少在五千年前，就已经有人开始练习瑜伽冥想了。

2. 瑜伽冥想的定义

《瑜伽经》是冥想禅定之经典，它把冥想界定为：对冥想者和冥想对象有持续的认知。练习冥想时间长了，认知持续得久一点，就进入了冥想状态，当心稳定住了，冥想者和冥想事物之间的沟通是稳定的，就达到了真正的冥想状态。

最高境界的冥想，是由真我和宇宙联合而产生对真理、明辨、喜悦的觉知。注意力集中是冥想的开始，冥想是注意力集中的最高表现。注意力集中，是把心集中在一处、一个事物或一个念头上。当整个心被约束在一件事或一个地方，就是专注。

所以《瑜伽经》对冥想下的定义是："凝神将意识放在一物之上，人定是周流不断的知觉，三摩地是只有冥想对象的存在，对自身的知觉消失。此三者形成静坐冥想。"

因此，真正的瑜伽冥想指的是"专注、入定、三摩地"三个阶段，这三个阶段的目标是随着练习者练习层次的上升而得到提高的，但习惯上人们将这三部分作为一个整体，统称为冥想。

瑜伽冥想也是一种对生命系统能量释放、重组、修复、优化的综合过程。通过冥想，感知生命会更加平和与宁静，这对整个身心有着深远的意义。

3. 瑜伽冥想的目的

修习冥想首先就是为了获得身心健康，把我们从世间烦琐的事务中解脱出来，使内心和平与安宁；其次，使人的存在不再受各种感官的奴役，从而获得无限精神之爱、欢乐、幸福和智慧，成为一个完整的人；最后，发现真实的自我，寻找精神的依托，引领人们进入宁静、喜悦、平和的境界。我们的目的是通过冥想术征服心灵，征服了心灵也就征服了各种欲望。就像"自觉"一样，我们修习冥想术的根本目的就是要达到掌控心灵的境界。

4.瑜伽冥想的意义

瑜伽冥想能使人释放生活压力，获得内心的平静和外表的镇静，帮助我们认识自己。

5.达成冥想的方法

一切瑜伽冥想体系中最主要的共同点就是把注意力集中到某一特定对象之上的深思方法。这也是在冥想练习中唯一可借助外力技术手段帮助练习者达成目的的可控制方法。也就是说，教练只能帮练习者做到集中注意力这一步，在以后的练习中教练能做的只是将理论讲明，而无法以外力协助练习者。

根据达成冥想练习的共同点，可以给练习方法下一个定义。当眼、耳、鼻、舌、身、意任何一部分在主流意识的引导下，专注于被吸引，也就是当意识在真实自我可控制的前提下持续不断地向一个方向流淌，冥想就形成了。

冥想可以让意识平静，让我们回归现实、回归现在，可以让我们抛弃对过去、现在和未来的一切杂念，安心工作于当下。冥想并不是单纯使头脑空明，因为大多数人不能够打莲花坐，咏念瑜伽语音，以达到平静的虚尤境界。我们的头脑总是有无数的想法在闪现，如果要求马上静下来什么也不要想，这基本是无法做到的。但可以根据眼、耳、鼻、舌、身、意不同的吸引方式来逐渐达至冥想。

（1）移动冥想。将注意力放在身体上达到冥想的方法，瑜伽体位法、太极拳都属于移动冥想。沉浸在姿势里可以得到放松，把注意力完全放在姿势带来的感觉上，刚刚接触冥想的朋友和有着活跃性格的朋友比较适合移动冥想。

（2）梵文冥想。可以默念瑜伽语音，在脑海里思索这些语音，或者听录音，或者可以大声唱诵。如果一开始思想总是开小差也没关系，只要让自己去听这声音就可以了。

（3）呼吸冥想。可以想象看到气体在鼻尖鼻孔呼出呼入，或者呼吸时腹部的鼓起和收缩，将意念专注于呼吸。

（4）意念冥想。可以自我意念，想象自己来到海边，每次吸气，海浪翻卷而来，带来崭新的白色能量。每次呼气，海潮退却，带走已枯竭的能量。或者设定其他环境来进行将意识集中的冥想方法。在瑜伽练习课上经常会用到一些美丽开阔的场景画面，通过语言描述这些画面来形成一种场景的意念冥想，使大家陶冶身心。在这里要提醒大家的是，如果你平日喜欢大马金刀，那你可以在想象中看小桥流水、雨巷丁香；如果你平日多愁善感，那你就要想象大海群山、雪野草原。

（5）祈祷也是一种冥想。祈祷是另一种冥想，是渴望神圣的冥想。祈祷时，完全融入了对神明的渴望。祈祷是通往神灵的旅途中的冥想，这种冥想带有极强的宗教色彩。

（6）沉思或专心也是一种冥想。不要只看到事物的表面，要看它内在的实际是什么。当沉思于某一件事物时，在精神上就与这些事物融为一体了。所以要看一些美好、积极甚至神圣的事物，如神像、花朵或者是一盏烛火。

（7）生物反馈冥想是一种物理形式的冥想。它与检测脑电波有关，有些心理学家检测到冥想者的脑波为 α 脑波，所以他们试图通过外力来调整脑波至 α 态，但这不是被瑜伽所推荐的方式。

（8）观想冥想。

①观呼吸。可以把专注力放在平稳且深长的呼吸上，且慢慢地缩小注意力范围，可将注意力集中在某处，如鼻尖或是鼻尖外那一小块，并均匀地吸、吐气。仔细去感觉体会每个吸吐之间的变化，其他则什么都不需要去考虑。

②观外物。你也可以半闭眼睛，适当放松，把余光集中在眼前约一尺之遥的定点上。瞩目的焦点可以是一张图，也可以是一盏烛光。尽量选择一些有利于精神集中的物品，越单纯越好，色泽尽量简洁、明快，以免分心。可

注视它一会儿后，缓缓地把眼睛合上，心中仍想着那个单纯的影像，依旧保持着平顺的呼吸。

③内观。内观可以看到内心更深层的地方，除了之前介绍的观呼吸外，还能专注在喉咙、心脏等多处。若心中有什么杂念产生，仍回来观想内视的定点，不要让注意力就此分散掉，始终保持静心安宁的状态。

冥想的时间不宜太长，尤其是对于初学者，能专注地冥想5分钟已非常有成效，不用急于求成，否则反而适得其反。等到适应和熟悉冥想方法之后，再慢慢拉长每次冥想的时间。不过，要提醒的是，我们虽观想某处，但身体和心情是要绝对放松的，不要不自觉地皱着眉或握着拳，要尽量放松自己的面部表情。

可以将几种不同形式的冥想方式组合在一起来同时练习，这时眼、舌、耳、意都在向一点集中，更容易达到冥想状态。

杨安谈冥想与催眠

◆冥想会让人获得全新的身心体验，当心变得专一而安静时，境界会提到更高的层次。

◆在冥想时最好能固定你的地点和朝向。以舒适的坐姿坐着，让背部、颈部、头部保持在一条直线上，然后感觉呼吸开始变慢。熟练程度高的练习者可以用莲花坐。

◆养成有意识地全身自检的习惯，用大脑意识将自己从头到脚扫描一遍，检查每处身体有没有完全放松。脸颊肌肉、眼皮等平常总处于紧张状态，要让它们充分放松才能顺利进入冥想状态。

冥想的初、中、高级修炼方法

1. 初级冥想预知训练法

（1）精神净化法。就寝前或是黎明时分，在黑暗的房间里进行。

①坐时方向朝北，挺直背肌，身体放轻松。双手轻轻地置于双膝之上，放松肩膀的力量，轻轻地闭上眼睛。

②用力吸气，慢慢吐气，同时放松全身肌肉的力量。这时，呼吸的规律是吸气数到 4、止息数到 16、吐气数到 8，一开始就一边数，一边进行。

③吸气时，下腹部往前突出，想着："周围有圣洁的生命能量进入体内。"吸气。这时，意识集中在胸的中心，反复念："好清爽，好清爽……"

④吐气时，慢慢收缩下腹，想着："体内的黑色烦恼、污垢全都排出体外。"吐气。这时，意识集中在胸的中心，同时反复念几次："好清爽，好清爽……"

⑤止息时，同样的意识集中在胸的中心，在心中反复念："好清爽，好清爽……"

⑥呼吸的节奏是以"好清爽"为一次来进行。因此，吸气时，"好清爽"念 4 次。可以在心中默念，吐气时则要发出声音。

⑦训练时可能产生各种想法或想象，不要在意这些，只要反复念："好清爽！"这时候精神集中在胸部，觉得非常清爽，心中非常平和就可以了。整个过程，尽可能花十分钟以上的时间。

（2）抽象心像冥想法。在将就寝前的时间进行。选定最容易做梦的睡眠时间，也就是晚上 11 时就寝，清晨 6 时起床。

①保持想睡的心情，在黑暗的房间内面朝北，挺直背肌坐下。

②如同睡眠时，慢慢地静静呼吸，放松全身力量，配合睡眠状况，规律地呼吸。

③呼吸稳定之后，闭上眼睛，心中想着："眼前有白色的墙壁。"以轻松的心情持续想着，直到眼前看起来是白色的为止。绝不要期望一定看见白色的墙壁。

④等到眼前变成白色之后，不必下意识去看，以自然的心情凝望即可。即使出现各种东西也不用在意，只要茫然地凝视出现的东西就可以了。

⑤在心中念一些抽象的话语。例如念"心"。慢慢地，隔一阵子再反复念这个字。这样，相关的映象就会出现。接着，静静地凝视这个映象，把它当成具体物来看，只要静静地凝视。

⑥心中默念"心"而凝视出现的映象，努力直觉地了解心到底具有何种具体的意义。但是，这时也不要去思考，好像自然了解似的，体会出现的映象。

⑦只是在心中念抽象的"言辞"，以轻松的心情，将意识集中在眉间，等到配合各话语的心像陆续出现。

（3）状况心像冥想法。在冥想中拥有实际感受的体验。换句话说，让过去发生的事情也能够自由自在地想出来就可以了。

①昨天起床以后，到现在为止，自己的行动、周围的状况、与他人谈话的内容等，以时间系列的方式，就好像自己现在拥有这些体验似的，实际回想一下。

②想出前一天发生的事情之后，记忆慢慢回溯到过去，尽可能持续冥想到过去的事能够鲜明地想起。尤其是快乐的经验、成功的工作等，要仔

细回想。

③用录音带将描写美丽之情景的故事录下来。倾听这些录音带。配合故事的内容，这些情景就好像播放电影似的，会浮现在自己的脑海当中。在此之前，一定要反复地聆听录音带。

④之后，再进行只要光靠自己想就能自由自在使映象呈现的冥想训练。

⑤想象自己将来想做的事、想达成的目标，直到自己好像真的有了体验的临场感出现。一直训练到自己所希望的未来影像能够鲜明地浮现为止。

2. 中级冥想预知训练法

通常使用循环冥想法。

（1）冥想一块白玉在胸前，意识集中于此。观想与白玉合为一体。

（2）冥想白玉从胸前通过喉咙，到达额头，在此暂时停止，心中则默念："额头清凉！额头清爽！"

（3）将白玉从额头带到头上部，使它停在头顶。这时想象光辉的白玉，一直念到头的上部出现振动为止。

（4）将白玉从头的上部带到头脑的中心，再产生更光辉的振动。

（5）在头脑中心部将白玉扩大。"白玉哟！又大又亮，又大又亮！"不停地念着。头脑暂时保持充满光的状态，然后再还原缩小。

（6）白玉经过额头，回到喉咙，再念"喉咙非常清凉！非常清爽！"念完之后，观想喉咙清凉的状态。

（7）回到胸前，念着："胸廓非常舒畅！非常清爽！"观想胸廓清爽，呼吸自然增大的状态。

（8）白玉来到胃部，默念："胃部周围非常温暖！非常舒服！"观想白玉暂时停止于此，胃部加强作用的状态。

（9）接着从胃部下降到脐下，念着："脐周围非常温暖，情绪稳定，产生不动心！"在此进行同样的观想。

（10）接着从肚脐让白玉慢慢回到原处，经过尾骶骨，通过脊椎中心，到达额头。

（11）回到额头的白玉，再收藏在原先的挂轴中。心中默念："白玉哟！静静地回到挂轴里。"观想回去的状态。

（12）接着静静地进行大呼吸，心中默念："双手双脚的指头用力。"然后慢慢用力。

（13）双掌罩在头上，心中默念："头部清晰，静静地清醒。"轻轻摸头。

（14）从头、脸经过双肩，轻抚全身，身心静静地清醒。

（15）用力吸气，口缩成圆形，然后慢慢吐气，静静地睁开眼睛。绝对不要突然睁开眼睛或突然起身，要慢慢地恢复意识。

3. 高级冥想方式

（1）呼吸冥想法。

①采取莲花坐、半莲花坐或散盘坐，挺直腰背，采用腹式呼吸。

②吸气时，要保持清醒，"我正在吸气。"

③呼气时，也要保持清醒，"我正在呼气。"

④这样反复一直从一数到十，然后再从一开始数起。

⑤如果数错了或忘记了数，就回到一重新开始。

⑥也可以播放一段音乐。深长地、轻柔地、平稳地呼吸。

⑦掌握你呼吸的节奏，但尽量保持自然和轻缓，同时对音乐和旋律保持清醒。

⑧不要迷失在音乐里，要继续做你呼吸的主人。

⑨保持这样的练习 10 分钟以上。

（2）因缘观想冥想法。

①找一张你年幼或年少时的照片。

②采取莲花坐、半莲花坐或散盘坐姿，开始关注呼吸。

③呼吸 20 次以上，开始凝视你面前的照片。

④回忆并且再体验在拍摄这张照片时你的形象、你在这个年龄时的身体特征、你当时的感觉和想法，还有你当时的工作、生活、学习情况。

⑤继续跟随你的呼吸。别让记忆打乱你的清醒状态，保持这样的冥想 10 分钟。

⑥保持腰背挺直和呼吸，再将注意力转移到现在自己的形象上。像在镜子里看到自己一样，想象自己此刻的模样，感觉自己此刻的身体、五官、感觉、行为、生活、学习和工作。

⑦问自己："我是谁?"让这个问题深植在你的心中，就像一颗新生的、埋进泥土里的种子，正在发芽和有雨水浇灌。

⑧这样冥想保持 10 分钟以上后，想象十年或二十年后的自己，想象那时候自己的身体、年龄、感觉和生活。

⑨接着问自己："我是谁?"不要用推论性思维去思索和回答这个问题，只是自然地想象那时自己的模样和感受。

⑩保持冥想 10 分钟。

（3）"我即是梵"冥想法。

①采取莲花坐、半莲花坐或散盘坐。独自坐在黑暗的房间、夜晚的河边湖畔或任何能独处的地方。

②保持四周的安静，腰背挺直，开始掌握自己的呼吸。

③在内心想：我就是梵，我就是你，我就是宇宙。

④然后想象用手指指向自己，但指的是与自己实际身体相反的方向，就像指着镜子里的自己或另外一个身体。

⑤感觉有另外一个你的身体存在，在观察你的身体。

⑥感觉你的物质和感官的身体就在你的前面，在泥土里、草地上、空气里、火光里、微风中、水中……

⑦清楚地感觉到你就在宇宙中，而宇宙也在你之中。假如宇宙存在，你就存在；假如你存在，宇宙也就存在。亦无生，亦无死，亦无来，亦无去。

⑧保持呼吸，让面部表情轻松。呼气、吸气，保持这种冥想10分钟以上。

杨安谈冥想与催眠

◆可不要误认为打瞌睡就是进入冥想了，昏昏欲睡并没有使你的大脑、精神得到真正的放松，神经官能也没有得到调节。千万不要真的睡着了，而应该将注意力更加专注于内心。

◆在冥想中释放因长期在压力下生活、工作产生的焦虑和紧张，准确把握自己的内心世界，并以新的方式看待熟悉的事情，把自己从心设的牢笼中解放出来，使自己变得健康、充满活力。

◆冥想的最高境界会感受到一种超越世俗的喜乐，"不以物喜，不以己悲"，天人合一，此为一切圣者及宗教修行者所追求的至高境界。

第五章

冥想与催眠的关系

冥想的实施者是个人，而催眠可以是自我催眠，也可以是外力催眠。

冥想和催眠都是心灵修炼的重要工具

《中时电子报》2007 年 5 月 24 日报道，阳明大学脑科学研究所所长郭博昭研发出"意念开关"，将脑波仪贴在后脑，使用者的意念只要闪过，信号就会传到计算机，启动开关。

意念开关的原理是，被操控的电灯与计算机连接，通过频谱分析仪监控脑波，经脑波仪无线传输到计算机，放大处理后，只取其中的 α 波，再经过继电器启动开关。郭博昭所长表示，利用 α 波操纵电器，先专注放松发出旺波。当有了"开"的念头后，α 波出现，就能开灯。测试者经过学习，顺利用脑波意念启动电灯开关。这个研究证明了，意念确实可以经过脑波检测出来，而且具备功能性，由此可见人类意念的重要性。

冥想和催眠都能作用于人的意念，并且深刻影响潜意识，从而使得心灵修炼更加平和、智慧，大大增强精气神能量，有效地提升生命质量和境界。

压力和疼痛会让你把注意力始终放在出问题的地方。持续关注消极的感觉、想法和情绪会让你一直很痛苦。冥想和催眠可以让你转移注意力，使疼痛反应中断。研究表明，把注意力放在呼吸、唱诵、观想、放松等方式上，能让身心迅速摆脱压力，进入放松状态。这么做还能增强人们对疼痛的忍耐力，能中止消极的心态，激发积极的心态。

任何一种冥想和催眠技巧都能起作用，在尝试不同的冥想和催眠技巧时，你会有不同的体验，你可以通过选择自己关注的焦点，创造出一种特定的心理状态。这种心理状态不但是真实的，也是有疗效的，可以打破旧的思维习惯，带来持久的积极改变。

冥想和催眠除了能暂时中止消极的心态，用积极的心态取而代之，还有很多其他的功效。研究表明，经常冥想和催眠还会带来持久的积极改变，对消除疼痛、改善情绪、缓解压力、保持健康有一定的作用。

每个人都拥有道家所谓的各种"神通"，这些就是人类的潜能，只是多数人不知道怎么运用，而运用冥想和催眠就可以快速开启人类潜能。

不过，近9年来，我在脑波研究中发现，即使 α 波比例高的人，也必须同时拥有正向的价值观，才能成为快乐的人，否则就是一个沉溺在自我世界里的封闭者。

无论是一般人还是敏感体质的人，潜意识中总有着许多正向与负向的元素，正向的元素是过去的学习能力，负向的元素则是尚未完成的生命课题。在还未完成这些课题之前，我们经常会被莫名的情绪和经验干扰，却不了解其中的缘由。许多演员及作家就有入戏太深的情况，戏结束了，情绪却无法抽离，对身心造成困扰，以致抑郁或自杀。

只有学习观察自己的正向思维和信念，才能让自己从不断重复的负向想法中抽离出来，进而产生正向动能。可见帮助人们建立正向的观念，与脑波呈现状态一样重要。正向思维就像一道安全的防火墙，让人们从此免于负向病毒的侵害，并带来持久的积极变化。

冥想和催眠原则正是建立这样的正向思维。它能帮你培养一种应付疼痛、压力和痛苦的习惯。

每个人都有自己的思维模式和感觉方式，这些习惯是长期养成的，也是无意识的。有一些思维模式，比如长期忧虑、自我批评、愤怒或孤独，都会加剧慢性疼痛。

有些人习惯于担心还没发生的事，有些人则习惯于回忆旧日的美好时光；

有些人习惯于自我批评、自我责备，有些人则习惯于看到自己和别人身上的优点。这些思维习惯，无论是有害于还是有利于治疗的，都会通过不断地重复得到强化。

随着一次又一次的"练习"，你的身心会逐渐被塑造成某个样子，导致你将来不断出现同样的想法和情绪。

我们往往容易看清别人的思维习惯，并通过这些习惯去理解别人的生活。但我们总是看不清自己，不知道有时候自己的想法和感受并不是在反映现实，而是一种长久以来形成的思维习惯。如果你养成了一种思维习惯，你就会觉得这是对生活唯一的合理的解读。也正是因为如此，思维习惯可谓"威力十足"。

冥想和催眠将向你揭示一个事实：你拥有选择权，可以选择让一个想法压过另一个想法。只要你认真练习，你就能打破旧有的思维习惯，养成能够从消极身心状态中摆脱、升华的习惯。

总之，作为心灵修炼的重要工具，冥想和催眠不失为你生活的极佳助手。只要你善用二者，你会发现人生理想境界的焕然一新并不遥远，并不困难，它就在你点点滴滴的修炼积累中发生、发展，成长、成就。

杨安谈冥想与催眠

◆现代科学研究已经证明，无论何种病痛，如果能在服用药物的同时，也一起改善与调整自己的信念与心情，病痛好转的时间会缩短许多。

◆当患者通过催眠了解了疾病的因由以后，多数时候储存于细胞记忆中的疾病能量，会因为被看到、被了解而得到释放。

◆通过冥想和催眠，可以实现心灵的和谐，同时身体也一并能渐渐得到疗愈。

冥想和催眠对时间、场地的要求有区别

为了培养健全的身心，正确地实施冥想和催眠是很重要的。在冥想和催眠中要时刻注意提高自己的道德品质，遵守健康的方式，因为冥想和催眠不只限于静坐的那些时间，而且要尽量落实到生活中的时时刻刻，这样才容易使自己保持积极状态。需要注意的是，冥想和催眠对时间、场地的要求有区别。

1. 冥想的时间、场地

每天自己规定一些冥想的时段，即便不是正式练习冥想，也可以尝试去感受你的呼吸，感觉自我的存在，而这是养成冥想习惯的有效方法。不要急于求成，不要期望在很短的时间内就达到预期的效果；要持之以恒，只有经过长期的练习才能真正受益。

刚开始练习的时候，可以尝试在一天里不同时间段练习冥想。通过这样的方法，可以找出适宜练习的某段时间——当你的头脑处于最需要放松的状态，但是仍然相当清醒的时候。

清晨是最好的练习时间段，这时头脑是清醒的，而且这时的空气清新，几乎没有噪声和其他干扰。坚持几个月或几年的练习以后，你会习惯于早起并这么做。因为早晨是一天中最美妙、身体能量最充足的时刻。

中午也是很好的时间段。下午大多数人的工作效率呈螺旋形下降的趋势，利用午休的机会可以进行一些有益身体的活动，中午练习冥想的另一个益处是可以帮助你放松。

傍晚也是不错的练习时间段，这是经历了一天压力后的闲暇放松时刻。有些人傍晚的时候感觉非常疲乏，冥想时会昏昏欲睡。此时可以睁开眼睛练习冥想，眼睛凝视离身体不远处的一点，比视线水平方向略低。

临睡前是否适合练习冥想因人而异，有的人在临睡之前练习冥想，会使思想变得活跃，不易入睡，早上会很早就醒来。有的人在睡前进行冥想，很容易就进入睡眠状态，夜里醒来无法入睡时，冥想会让你放松，然后酣然入睡。

周末是尝试延长冥想时间的最好时机。如果感觉不错，尝试延长原来练习时间的一半或增加 1 倍。像进行其他新的活动一样，拟定一份练习时间表，然后坚持按照时间表来练习。

最好选择清静、安全、没有污染、没有干扰的环境，空气要清新、流通，尤以自然气味为佳，避免一切秽浊气味；太明亮的光线、太鲜艳的颜色都不适宜，初学者也不能在太暗的地方或黄昏时练习。

不必因为冥想而特地准备一间屋子，仅仅是房间的角落便能满足练习的要求。但是最好把这个练习的场地布置一下。可以用花、香料、按摩油，或者能触动你心弦的精美物品，把这个安静的角落变成一个特别之处，这些美好的物品能唤起内心的情感反应，帮助你迅速进入最佳精神状态，确保自己可以非常舒适地坐在某个角落。如果天气允许，安静的天井、阳台和庭院也是冥想的好地方，但是尽量不要被户外的景色分散注意力。

2. 催眠的时间、场地

（1）给他人催眠。给他人催眠一般并没有特定的时间或者场地的限制，但是一个经过认真设计的场景无疑会加速催眠进行。常用的催眠场景包括：大小适中的房间；一张舒适的长椅，可以使人安然地躺在上面放松；几盆浅色调的花，位置摆放要恰当；你的穿着要正式，但不能是白大褂，要自然，比如工作装、较正式的休闲装；在家庭催眠时可以准备一杯清水，因为有些人在催眠的过程中会感到口渴，喝一点清水会有助于保持情绪的稳定。有了这些场景上的设置，相信你的催眠成功率一定会大大增加的。

（2）自我催眠。自我催眠的最大好处就是它不需要特殊的环境，特别的装束、姿势和死板的操作规范。你可以在任何时间、任何地点进行自我催眠练习。一旦熟练地掌握了自我催眠技术，你可以缩短练习时间，并随时随地进行自我催眠，比如乘坐公共汽车、办公室短暂休息等。

①练习时段长短：自我催眠的好处是每次操作时间不长，只需 5~15 分钟。如果你有时间和条件，则可以在一天内做 1~2 次正规的练习，时间在 15~20 分钟。更好的是，你可以随时进行"微型自我催眠"，也就是在你做任何事之前，进行极短时间的自我催眠，1~5 分钟即可，比如比赛、考试、演讲及表演前等。实际上，一天之内进行几次短暂自我催眠的效果远比进行一次长时段的自我催眠效果好。

②理想条件：虽然自我催眠练习可以随时随地进行，但是，有了理想的环境和条件，自我催眠就能发挥出更加理想的效果。理论上讲，理想的环境和条件包括宁静的地方、四周没有任何干扰、令人放松的背景音乐。一般来说，背景音乐多选择宁静和轻松的音乐。平静、祥和的背景音乐相当重要，它既能促进自我催眠过程的顺利进行，又能帮助你脱离烦恼、全神贯注和激发情感。

③非理想的条件：很多时候你可能在非理想的条件下需要进行自我催眠练习，比如上班时间、外出旅行、公共场所活动等。自我催眠可以在非理想条件下进行，也可以在众人面前进行。比如，在办公室上班时，你可以暂时关上门几分钟进行微型自我催眠；在乘坐飞机时，你可以闭上双眼，内心进行自我催眠，没有人会知道你在做什么，你看上去如同休息一般。

> **杨安谈冥想与催眠**
>
> ◆ 灵活地讲，给他人催眠，地理位置的选择和环境布置没有绝对的标准，以你的催眠对象的需要为导向，就不会出错。
>
> ◆ 一般而言，选择一个空气流通、安静并且感觉安全的场地，能有比较好的催眠效果。
>
> ◆ 通过广播或媒体做催眠时，在事前一定要注意，行进中、驾驶时或在操作机器时并不适合做催眠。

冥想只能自我修炼，
而催眠可以由别人导引

尽管冥想练习千差万别，但是，都是自我修炼。而催眠分为自我催眠和他人催眠两种形式。

冥想需要自我有意识地运用注意力。无论它是呼吸、咒语、虔诚感还是想象，都是自我将注意力放到内心的观照中。

冥想需要自我关注当下的无限可能性。每次你收摄心神，关注自己的练习时，你当下就做到了冥想。向当下的奇妙感受敞开心扉，让自己每时每刻都拥有轻松的好奇心，并感到奇迹可能就会发生。

冥想是自我的专注行为，正确的冥想可以克服神经质般的自我关注。冥想不是反抗心智容易散乱的倾向，而是让注意力做其他事情。你只需收摄心神，让它回到练习上。

冥想初学者可能发现自己不再关注呼吸，想着其他事情或做着白日梦。当你觉察到自己分心以后，需要遵从你的冥想意愿，重新摄神专注于自我的呼吸（或者你选择的冥想对象），这样才是继续练习。

每次冥想练习都会给予我们唤醒、增强、加深、放松或者锻炼自我觉察力的新机会。自我的初心是毫无阻碍地了解每种技巧的必要条件，而我们的活力、欣悦、好奇和喜乐都能使之得到增强。通过必不可少的、宁静而睿智的自我体验，我们的觉性逐渐增强。

因此，冥想是自我修炼，并只能自我修炼。但催眠除了对自我催眠外，还可以对他人进行催眠。在实践中可根据具体情况选择催眠方式。

在对他人催眠方面，催眠的步骤如下。

1. 要做好催眠前的准备

要测定被催眠者暗示性的高低，暗示性高者，催眠效果好。因为人群中大约有 10% 的人能进入深催眠，40% 的人可以进入中度催眠，有的人只能进入浅催眠，还有一部分人不能被催眠。所以，催眠前要先做暗示性检查，在取得被催眠者信任的同时，应激起被催眠者对催眠的期待心情。催眠要在安静舒适、光线暗淡的场所进行。

测试可暗示性的方法很多，如让被催眠者直立，双脚并拢，背向催眠者，头部后仰。催眠师用手托其枕部，然后告诉被催眠者："手拿开后，你就会向后跌。"如果被催眠者真的向后倾倒，即表示具有一定的暗示性；让被催眠者直立或平坐，两臂伸平，然后告诉他："你左臂沉重，会不由自主地下垂。"如果被催眠者真的左手臂下垂，说明具有一定的可暗示性；用两根试管，装满等量的水，然后告诉被催眠者："其中一个是水，另一个是酒精，你仔细地闻一闻，辨别一下哪一根试管是酒精？"如果被催眠者真的在一试管中闻到了酒精气味，就表示他具有一定的暗示性。

2. 导入催眠状态，让被催眠者放松、安静、消除杂念

传统的他人催眠方法，是以语言暗示配合不同的感官刺激。

让被催眠者躺着或坐在靠背椅子上，调整呼吸，全身放松，让他注视某物，或施术者抚摸被催眠者某个部位，或让被催眠者注意听某一单调而有节奏的声音，施术者以重复单调的语言诱导其进入睡眠而又不同于睡眠的状态。

例如，"你的手臂放松了……你的腿也放松了……你要睡了……睡了"。此时被催眠者渐渐感到困倦、思睡，最后进入催眠状态。如果一次不成，可以再重复进行暗示。进入催眠状态的被催眠者，可以按照施术者的暗示对周围的感觉降低，但对施术者的言语暗示却非常敏感，而且遵照执行。

进入催眠的时间因人而异，最快数分钟，最慢也不应超过半小时，否则应停止催眠。

3. 进行催眠

当被催眠者确已进入催眠状态，就可将为催眠疾病而编好的暗示性语句，以坚定的口吻告诉被催眠者。催眠状态下进行心理催眠有两种方法。

一是直接暗示法。施术者通过语句直接暗示被催眠者的某些症状即刻消失。如对胃痛的被催眠者可以这样暗示：现在你已经感觉不到胃痛了，你已经恢复健康了，是这样吗？如果被催眠者接受暗示，醒后胃痛即可有效消失。

二是催眠后暗示法。是用语句暗示被催眠者，如醒来后你的某些症状一定可以消失。这种方法适用于非持续性病状的催眠。

4. 解除催眠

催眠完毕，可数数引导被催眠者解除催眠。告诉被催眠者，你会随我数的数越大，你的头脑越清醒，如数到 9，会完全醒来，解除催眠。

杨安谈冥想与催眠

◆冥想是人类身心天然具备的能力，任何想要冥想的人都可以完成冥想。

◆在冥想的警觉而放松的状态下，和睡眠相比，人们的耗氧量大为减少，肌肉也充分放松。

◆对于催眠的深度，人与人之间是有差别的，儿童和妇女的暗示性高，易被催眠，老年人的暗示性低，被催眠就困难一些。

行为催眠中也需要冥想的技术

行为催眠的具体操作分为三个阶段。每个阶段和每个步骤均有其特定的目标，并且是下一个阶段和步骤的基础。为了使催眠发挥其最大的作用，催眠者需要在每一个阶段和步骤以后仔细评估目标是否达成。而整个过程中，也是需要冥想技术的。

1. 催眠开始阶段

催眠开始阶段包括从被催眠者与催眠师的初次见面后互相了解的过程和身心问题分析会。这里的互相了解包括催眠师对被催眠者情况的了解、被催眠者对催眠师的了解，也包括被催眠者对整个催眠的设置、方法和过程的了解。

像所有的心理催眠一样，第一次催眠是否能建立起良好的催眠性关系是以后催眠能否成功的关键。而身心问题分析会帮助被催眠者把自己的疾病和病前的性格基础联系起来，并产生按照催眠师的要求改变自己的性格的动力。

在这个阶段，催眠师需要像进行其他心理催眠一样，取得被催眠者的知情同意。催眠师需要了解被催眠者的人格特点，他们特有的情感、行为模式，由于他们的个性特点所引起的应对生活事件认知偏差。和被催眠者一起确认其性格基础和应对方式是引起心理问题的最主要原因，帮助被催眠者产生积极改变性格的动力。

在本阶段内，催眠师也开始进行松静术和柔动术的练习。

松静术是放松技术和冥想技术的结合，即放松和入静。松静术是一种容易被催眠者所掌握并可以自行用于焦虑减轻的有效方法，通常每次持续 15 分钟。

柔动术则更适合于老年人和缺乏体力运动的人，目的是提供一种轻柔的运动与健身方式。要求被催眠者每日配合 32 字处世养生口诀。做 4 套（每套 4 拍，配合默想一句四字口诀）柔动体操，调整呼吸，运动全身肢体与躯干关节，耗时 15 分钟。

在练习柔动术的过程中，被催眠者可以体会到宁静平和的心境，和松静术一样可以帮助被催眠者减轻焦虑。这些训练应该一直持续到被催眠者使用这些技巧时，可以减轻他们的内心压力和日常生活中的焦虑症状。

2. 催眠中间阶段

催眠中间阶段主要包括催眠法的导入和认知行为矫正。这两个步骤能否取得成功决定了整个催眠能否成功。前面的身心问题分析会让被催眠者认识到改变自己的性格和改变自己对生活事件的应付方式的重要性，激起被催眠者改变的愿望。而行为矫正则进一步为这种改变提供了具体而可行的方法。

（1）催眠师应该根据从前一次催眠和对被催眠者了解得到的有关信息，进行有针对性的讲解。被催眠者对行为催眠原则的理解和认同是后面进行认知行为矫正的基础。如果在此阶段被催眠者不能理解或不愿认同这些原则，行为催眠的有效矫正就不可能进行。

（2）行为矫正是经常用于行为催眠的一种技术。催眠者应用这项技术，可以帮助被催眠者纠正其过去引起适应不良的人格特点，包括认知、情感和行为，目标是把被催眠者已经认同的行为催眠理论用于实际事例。从一时一事做起，发展到时时事事。

通常用被催眠者生活中引起情绪反应的事情作为例子，然后找出一条或几条适用于这一特定事例的原则和方法。基于这一指导性原则，找出新的认知方式，改变原有的情绪和行为。重复这一过程，直到被催眠者充分学会行为催眠的矫正技术，并能够在日常生活中自如地运用，自己催眠自己。同样地，在自我催眠的过程中，也需要自我的冥想。

3. 催眠结束阶段

此阶段催眠者需要和被催眠者一起总结催眠的进程。当催眠者确认被催眠者真正学到了应对焦虑的新方法，并且能够成功地使用这些方法，催眠就可以结束了。

通过复习被催眠者自行应对焦虑事件的例子，可以帮助被催眠者树立信心，认识到自己有足够的能力和方法来应对应激事件，必要时可以考虑维持催眠。

无论是维持催眠，还是被催眠者已经掌握好技术自我催眠，冥想都是不能省略的内容。二者互相补益，互相促进。

杨安谈冥想与催眠

◆在催眠对象的选择上要注意选择投入程度较高的被催眠者。

◆要注意通过各种方法发现被催眠者是否有催眠的负性认知。如果有，就要针对这些负性认知进行矫正，以避免催眠效果受到影响，甚至于出现提前终止催眠的极端情况。

◆在慢性冠心病被催眠者的研究中发现，行为催眠能够降低血液凝血系统活性，改善冠心病症状。

冥想和催眠能不能同时进行

原则上，冥想和催眠具有共性，都是作用于意识和潜意识来开发更多更好的正向能量。所以，冥想和催眠是可以同时进行的。

催眠冥想的具体方法是：临睡前，仰卧在床上，闭上眼睛，头下可以放一个矮枕头，双手轻轻放在肚脐上。注意力集中于自己的呼吸。吸气时，把空气直吸向腹部，手随腹部抬起；吸气越深，腹部升起越高。呼气，发出"哦"的声音，然后合上嘴唇，发出"嗨"的声音，腹部向内朝脊柱方向收，直到把所有废气从肺部全部呼出来。然后再吸气重复3~5分钟。注意发出的声音要足以让自己的耳朵听到，注意力集中在语音上，体会它在大脑中的回音。这样可以放松大脑皮层，使你进入安静的内心世界，直到自然而然地睡着为止。

需要强调的是，当你初次开始冥想时，脑子可能会比较乱，你可以想象一个点，把注意力集中到这个点上。当注意力集中后，便可进入心无杂念、心如止水的冥想练习。对于刚刚开始冥想的人，做到这一点，确实有点难度。可能各种想法会时不时地涌出。即便如此，也不要刻意要求自己迅速排除杂念，清空大脑。只要专心致志地继续冥想，杂念便会渐渐溜走，或者试着把杂念想成一团烟雾，随风渐渐散去，直至消失不见，这样也可以排除杂念。冥想是任何保健计划中的重要组成部分。

除此之外，还有一种催眠冥想法是关注呼吸法。其最大特点就是在静中听呼吸，静可以使大脑保持安静，排除一切杂念，这是改善失眠和神经衰弱的有效方法。

所谓关注呼吸法，就是关注自己的呼吸之气。

初次练习时，只用耳根，不用意识，更不是专心死守鼻窍或肺窍（两乳之间的膻中穴），也不是听鼻中有什么声音，而是自己感受一呼一吸的下落，勿让它瞒过，就算对了。至于呼吸的快慢、粗细、深浅等，皆任其自然变化。

这样关注呼吸，关注到后来，杂念全无，连呼吸也忘了，渐渐地进入梦乡，这才是神经得以静养和神经衰弱恢复到健康状态的最佳时机。这时就要趁这个机会熟睡一番，切不可勉强提起精神和睡意相抵抗，否则对疾病的康复有损无益。

睡醒之后，从头再做关注呼吸法，则又可安然入睡。如果是在白天睡了几次，不想再睡了，则不妨起来到外面稍微活动，或到树木多、空气新鲜的地方站着做几分钟深呼吸，也可做柔软体操或打太极拳，但要适可而止，勿使身体过劳。然后，回到房内或坐或卧，仍旧做关注呼吸的功夫，还可以进入熟睡的境界。即使有时关注呼吸一时不能入睡。只要坚持关注呼吸就对全身和神经有益处。一般来说，关注呼吸法可以根治失眠症。毫无流弊，而且与《黄帝内经》上所说的"阳入于阴"的理论相合。

催眠和冥想的关键在于是否能够真正进入冥想和催眠的状态。为此，我们必须使全身的肌肉、细胞以及血液循环等作用都缓慢下来，只要是任何能使身心感觉舒适的方法都可以。

比如，全身放松躺在床上，呼吸自然缓慢，意识从脚的大拇指开始，告诉自己它在放松，接着按顺序到每一个脚趾，然后是脚心、脚底、脚踝、腿肚子、膝盖、大腿、胯部、腰部，一点一点意识随顺序往上移，慢慢告诉自己，它们都在放松，放得很松，没有压力……内脏各个器官，它们都在放松，然后到腰、肩、手指，最后是脖子、后脑、头部。然后是整个人都很松，感觉很轻地平静地躺着，又或者你可以想象一下是飘在很美的蓝天中、花丛中，抑或有阳光洒落的森林里。通常十多分钟，整个人放松后就比较容易入睡了，而且睡眠质量也很不错。

杨安谈冥想与催眠

◆从理论上讲，人身体上的疾病都能体现为体内生命之气流通的紊乱或障碍。通过练习调息使整个经络系统中的生命之气畅通无阻，就能使你获得健康。

◆在精神方面，一般把调息作为冥想催眠的准备阶段。

◆为达到冥想催眠的入静目的，古人曾探研出许多方法，如数息、止观、诵经、禅坐、心存丹田或眼观鼻端等。这些方法的主要作用都是在帮助自己降服自己的念头。

睡眠与催眠完全是两码事

在大街上，你随便拉住一个人问他："你知道催眠是什么吗？"他一定会回答："催眠不就是睡觉吗？"有一个催眠大师曾经就做过这个调查，在被询问的 100 人中，有 70 人回答"催眠就是让人睡觉"，有 10 人可以大致说出催眠的意义，另外的则一无所知。

催眠师在诱导被催眠者进入催眠状态的时候，有时会使用"你感到困倦""你的大脑迷迷糊糊"等暗示，但是，催眠并不是为了让对方睡觉才进行的。在旁人看来，进入催眠状态的人看起来也许就像在睡觉一样。被催眠者垂着头，表情呆滞，真的像睡着了一样。但是，被催眠者是有意识的，而且还能够清楚地听到催眠师的声音，与睡着的状态是不同的。

很多时候，催眠状态下的人确实会感觉迷迷糊糊、困倦。但是，这种情况因每个被催眠者的感觉而异，并不是任何人都会变得困倦。催眠程度一旦加深，被催眠者的睡意会渐浓，进入像是半梦半醒的状态。这种状态虽然距离睡着只差一步之遥，但还是有意识的，与完全睡着是不同的。

催眠与睡眠的关系，就好比双胞胎兄弟一样，看起来很像，细看却是大不一样。催眠与睡眠是不同性质的两种状态，两者既有相同的地方，也有不同的地方。

1. 催眠与睡眠的共同点

（1）催眠与睡眠同样拥有梦的两个性质：梦中发现的观念是带有幻觉意识的；梦中的幻觉是带有一定的情绪的。

（2）催眠和睡觉的幻觉的产生原因是相同的，都是因为刺激。例如，一滴水滴在正在睡眠者身上，他便会梦见下雨；把手机放在睡眠者手中，他便梦见手机掉了或是被偷了。这种幻觉在催眠中也会出现。

（3）催眠和睡眠都可以做梦，且做的梦都对人的身体有一定的影响。

（4）催眠和睡眠时大脑都处于休息状态，可以得到很好的休息。催眠结束和睡眠醒来时都能解除疲劳，恢复到良好的精神状态。

（5）在催眠和睡眠状态下都有可能发生人格转换，也就是说梦见自己成了他人。

（6）催眠和睡眠都能治愈人的身体疾病，有大量的案例表明通过睡眠疗法治愈了很多不治之症。

（7）催眠状态和睡眠状态是可以相互转换的。

（8）催眠状态和睡眠状态下，都是潜意识最活跃的时候。例如，一个很想生孩子的女人会梦见自己怀孕了；一个很怕蛇的人会梦见自己被蛇咬了一口。

2.催眠与睡眠的不同点

（1）睡眠是每个人必需的状态，它是一种自然现象，属于生理现象；而催眠却是一种人为的状态，要通过催眠师和受术者互相配合才能进入催眠状态，大多属于心理现象，只有少部分属于生理现象。

（2）在睡眠状态下，没有任何意识，对外界反应不敏感；在催眠状态下，对于外界反应会高度敏感，即使看上去睡得很深，但是他们还能接受暗示指令，并且敏感性很高，觉醒以后催眠暗示仍然能够起作用。

（3）在睡眠状态下，他人推动和叫喊可以醒来：在催眠状态下，只有催眠师才能叫醒受术者。

（4）在睡眠状态下所做的梦是不能被控制的，完全要靠潜意识；而在催眠状态做的梦却能被施术者控制。

（5）睡眠状态只有缓解疲劳、休息的作用；而进入催眠状态的受术者，可以按照催眠师的指令，达到开发潜能、改善自我、治疗疾病的目的。

（6）从睡眠状态清醒不会记得任何事情；进入催眠状态的受术者，如果催眠师没有要求受术者忘记催眠过程的指令，受术者则可以清晰地记住所经历的全部事情。

从上述催眠与睡眠的异同点可以清楚地知道，催眠与睡眠根本不是一回事，催眠并不是催人入睡的技术。

杨安谈冥想与催眠

◆催眠和睡眠因为"外观"看起来一样，都是闭上眼睛，好像睡着了一样，所以很多人都会误认为催眠就是让人睡觉。

◆在将催眠作为一种治疗方法的时候，病人有时会不自觉地产生恐惧。这种恐慌是一种害怕发生变化、不愿接受治疗的心理。病人自身并没有意识到这一点，但是在不自觉间，对接受治疗这件事的抗拒心理就会发生作用，从而睡着了。

◆睡眠是我们与生俱来的能力，我们白天工作，晚间睡眠，在睡眠状态下，人对睡眠这一过程是完全没有意识的。而催眠跟睡眠是不同状态，催眠实际上类似于心理暗示状态。

没有冥想，就没有催眠

传统心理学一般把人的心理活动分为"理性"和"非理性"两种，比如，通过思考解决面临的问题，这种心理活动就是"理性"的，而无稽幻想等心理活动是"非理性"的。但超心理学研究表明，在这两种心理运作方式之外还有一种"更高级"的心理活动，那就是"冥想"。

冥想是一种远比理性思维更有力量的"超越性思维"：

通过它，我们可以抵达自己的潜意识深处，找到自己面临的一切问题的根源。

通过它，我们可以调动"高等心智"的力量，用直觉、心灵感应去解决问题、解除疑惑。

通过它，我们可以使自己的大脑进入更高的"意识状态"，最终达到天人合一的境界。

通过它，我们可以把不必要的念头、思虑给去掉，保持全然的宁静、静止。甚至连自己所处的这种宁静、静止状态也体会不到，我们脑子里"空无一物"，我们不会意识到"我现在感觉很平静"——感觉自己很平静，这也是一种念头、思虑。

这种状态也是有效催眠的前提。可以说，没有冥想，就没有催眠。

停止大脑当中的各种思虑、思考，停止意识对外的一切活动，而达到"忘我之境"的这种"心灵自律"行为，本身就是一种"深度自我催眠"。这不是要"消除意识"，而是在意识十分清醒的状态下让平时被压抑的潜意识的活动更加敏锐、活跃，进而跟另一次元的"宇宙意识波动"相连接。

现代医学证实，当通过冥想达到一种"入定"状态时，会全身放松，心跳明显减慢，呼吸呈一种"龟息"状态（呼吸变得非常缓慢，甚至可以停止呼吸几分钟，乃至几个小时而毫无异样），机体代谢随之降低，大脑及组织器官处于休息中，耗氧量减到最低水平——这无疑是一种储蓄生命，延缓衰老的最佳方法。这和催眠通过暗示使人进入专注和放松的状态后的状态同出一辙。在这个基础上，催眠可以根据强化的原则，自己不断地强化积极性情感、良好的感觉以及正确的观念等，使其在意识和潜意识中印记、贮存和浓缩，在脑中占据优势，就可以通过心理生理作用机制对心身状态和行为进行自我调节和控制。

那么，接下来，就进行以冥想进入自我催眠的练习吧。

现在，坐好（躺好）之后，开始做深长、缓慢的腹式呼吸。呼气的时候，让放松的感觉扩展到你的胸部、腹部和背部……再做一次深呼吸，呼气的时候感觉自己正在变得宁静、放松……越来越宁静、放松……

感觉自己正慢慢漂移……越来越深……变得越来越昏昏欲睡，越来越平和、宁静。

漂移和模糊……模糊和漂移……向下漂移，向下，向下……下到完全放松……漂移得越来越深……越来越深。

开始感觉气息正远离你的身体，慢慢地，你发现自己"消失"了。

现在，是该进入你的"特别领地"的时候了……一个安全而平和的地方。你可以通过一道楼梯或穿过一条小路到达你的特别领地，随着每一个步伐，你开始由十到零地反顺序计数……随着每个步伐，你变得越来越深度放松。

走到第十步时，你已经到达你的领地了……当你向你的特别领地走近时，感受到那里的平和与安全。

现在，每走一步你就会觉得越来越放松：十……九……八……七……六……五……四……三……二……一……零。

现在，查看一下你的特别领地的景观和颜色……听一听四周的声音……感受一下氛围……闻一闻气味。看……听……闻……你在你的特别领地感到平和安全，安全平和。

你是如此平和、放松。

现在，依然把意识集中在自己的呼吸上，感觉到气息的均匀与缓慢。通过呼吸来吸取大自然的能量，来给身体补充新鲜养分，让身体获得滋养，把体内的浊气和所有焦虑情绪排出体外……

告诉自己，思想不要游离，要保持警醒。此刻，我们正在通过冥想来放松自己的身、自己的心、自己的灵，把"身—心—灵"结合起来融为一体，超越自我，平和自我，放松自我……

现在，感觉身体的每一个关节、每一个细胞全部放松了，身体很轻很轻，轻得像一片羽毛飘浮在空中……

（想象）我躺在海边，躺在沙滩上，没有风、没有浪……蓝蓝的海水，蓝蓝的天空，海面平静极了……

一群海鸥在空中飞翔，起风了，渐渐有了浪花，浪花触及我的双脚，触到了我的全身……

我在静观自己的呼吸，我的呼吸自然而平稳地进行。当我吸气的时候，我感觉自己正在吸气，我呼气的时候，感觉到自己正在呼气，我的呼吸自然而平稳。我没有睡着，我只是躺在海边呼吸、冥想……

十五分钟或半个小时，在你预定的练习时间即将结束的时候，用下面的话引导自己让沉睡、放松的"身—心—灵"醒过来，以结束这一次练习：

我轻轻活动我的脚趾，轻轻转动脚踝，轻轻活动手指，轻轻转动手腕。

我将头轻轻转到右侧，慢慢转回到中间，再轻轻地转到左侧，慢慢转回正中。

现在，两手在胸前相合，互相摩挲，待手心发热，让这发热的手心按在肚脐上，轻揉腹部，按摩腹部内脏器官。腹部内脏器官在温热的手心里感受到温暖……

继续摩挲手心，待手心发热，让发热的手心轻轻拍打两边脸颊，就像母亲在爱抚婴儿……轻轻拍打头部，感觉所有的疲劳都消除了……大拇指轻按自己的太阳穴，感觉精力正在恢复……

继续摩挲手心，待手心发热，将发热的手心捂住闭着的双眼，眼睛感觉到温暖，眼球得到放松。眼睛在温暖的手心内慢慢睁开，十指慢慢分开，手指缓缓下滑，让眼睛慢慢适应外界的光线。

深吸一口气，慢慢呼出，感觉全身得到了最彻底的放松，感觉所有的紧张、焦虑得以消除，全身充满了精力，充满了元气……

至此，我们完成了一次完整的冥想至催眠的练习。

杨安谈冥想与催眠

◆既然人的大脑结构都一样，那我们每个人也都能借由冥想催眠来创造奇迹，来与"超智能存在"沟通。

◆借由冥想，我们得以开启"右脑状态"，这是一种充满宁静和安详的无我状态，也是灵感涌现的状态。

◆正确积极的冥想和催眠，能让人的想象力、创造力与灵感源源不断地涌出，对事物的判断力、理解力也会大幅提升，同时，身心会呈现安定、愉快、心旷神怡的感觉。

第六章

心理催眠的常规应用

所谓心理催眠，就是相对于行为催眠而言的。传统意义上的催眠就是指心理催眠，是人的心理进入被催眠状态。目前，催眠的应用性很弱，应用的范围很有限，局限于很少的几个方面。

减轻生活和工作压力

每天，我们都面临诸多压力，有可能是事业不顺而造成的工作压力，有可能是感情不顺而造成的感情压力，还有可能是家庭不和谐而造成的家庭压力等。压力对于一个人来说，将直接转换成心理压力、思想负担，久而久之，就会成为心结。如果这种压力长久以来得不到有效释放，就会越积越多，并产生出巨大的消极能量，最终，它就像一座火山一样爆发出来，导致人们的情绪大变，总感觉自己活得太累，每天都不开心，脾气越来越坏，严重者甚至会精神崩溃，做出傻事。

因此，当我们被生活、工作或来自人际关系等方面的压力围绕的时候，一定要采取正确的方法释放压力，才能产生一种积极的力量来继续前行。如果任由压力横行霸道，那么它一定会变本加厉地继续危害我们的身心，那个时候解决起来难度将大大增加。

大量研究表明，催眠法能使人的压力大大缓解，同时免疫系统的功能得到增强。

通过催眠来释放压力的方法如下。

1. 本能运动法

本能运动是指身体朝着四面八方胡乱地，而且是剧烈而迅速地运动。这与左右运动、前后运动暗中有规律的慢速运动形成一个对比。其原理是通过剧烈运动达到宣泄感情的目的。通常由催眠师施行。

在进入催眠状态后，催眠师一旦说"好"，被催眠者的身体就会胡乱运动起来。当被催眠者进行本能运动时，他平日被压抑的感情会表现出来。这个时候，被催眠者的表达方式因人而异。

在进行本能运动时，有时在剧烈运动的同时，平日被压抑的感情会表现出来。其表现方式因人而异，有的受试者会表现出苦涩的表情，有的受试者则会发出呻吟声。这个时候催眠师要跟受试者说话，以进一步激发受试者的这种状态，并允许受试者发出大的声音，或者哭喊。这样一来，受试者会真的大声喊叫甚至哭起来。相反，暗示受试者"你会变得愉快""你会想笑"，受试者就会哈哈大笑。

本能运动的目的是通过引发感情的宣泄或剧烈的运动，来解放受试者的身心和舒缓压力。而且，让受试者任意地宣泄感情后，受试者会非常放松，并迅速进入深度催眠状态。进行本能运动有许多方法，但是与左右运动、前后运动结合起来的方法最简单。受试者在向左右或前后摇摆的时候，催眠师可以做出"接下来你胡乱动起来""你会向四面八方动"的暗示。这样一来，虽然之前的运动很有规律，但此时受试者的动作会变得非常混乱。

这种状态持续几分钟后，催眠师对被催眠者进行无力暗示，使被催眠者的剧烈运动停止。接着，再次进行左右运动、前后运动。这是本能运动的基本诱导方式。

2. 控制自己的呼吸

减慢呼吸速度，使自己不再那么激动。闭上眼，把双手放在胸部和腹部，想象自己是一个蓝色的气球。呼吸，努力把气球充满，然后再把气体全放出来，重复三分钟左右。如果焦虑或压力很大时，就每天早、中、晚各做上一次。深吸气，憋气三秒，闭眼，吐气，放松，彻底放松，使自己进入很深、很平静的放松状态，连续做上 25 次左右，在此种状态下，让你的思想在空中飘浮三分钟。当你再次睁开眼，发现你头脑已经清醒，精神已经饱满。当你睡前做这种催眠时，你会睡得非常舒服。

3. 暗示自己

给自己一个暗示，你有信心面对眼前的一切，你的每一天都会越来越好。从左手拇指开始数起，到右手小指结束，给自己 10 次暗示。这是有效改变自己的第一步。每天晚上，数完这 10 次才去睡觉。第二天一早醒来，你就按你暗示自己的去改变自己。

杨安谈冥想与催眠

◆对于外界的压力，我们要学会调节，而且千万不要再给自己压力，这样只会是雪上加霜。所以，学会释怀，十分重要。

◆无论你是否相信压力潜伏在你的四面八方，它都会在你懈怠的时候光顾你，打消你的积极性。这时的你别无选择，通过种种方式释放压力才是王道，只有彻底舒缓紧张的心情，才能重新拥抱成功。

◆只要人活着，就注定要承受生存所带来的各种各样的压力。我们只有勇于正视现实，学会承受压力、释放压力，才能在日趋激烈乃至残酷的生存竞争中，永远立于不败之地。

改善消极情绪状态

由于某种环境因素、某个事件的刺激，或某种暗示的作用，人们往往会背上沉重的"十字架"，消极的情绪时时笼罩在心灵的上空。这对他们的整个心理状态、精神面貌会产生不良的影响。这种情况在生活中是经常会看到的。

由此，我们至少可以得到以下几点启示：

其一，消极情绪状态是由主体状态折射的环境刺激所引起的。

其二，这种环境刺激经由非理性的暗示通道进入主体深处心理世界。

其三，以暗示为基本机理的催眠疗法对心理阴影的消除确有很大帮助。

基于上述认识，用催眠疗法解除消极情绪状态影响，对他人催眠的具体程序是这样的：

首先，将受术者导入催眠状态，然后用时空倒退法令其回忆，描述产生消极情绪状态的事件，使"真相"大白。其次，催眠师对这些事件进行解释、说明。也可以运用另外一种方式，即让受术者再度体验、经历当时的事件，在催眠师的暗示诱导下，使受术者产生与前不同的、恰当的反应。通过这种"实践"的方法（尽管是用催眠状态下进行想象的方式进行的）可以驱散受术者心理上的阴影。

这里还须考虑到另外一种情况，有时，催眠师运用种种手段，也不能使受术者回忆起或描绘出产生消极情绪状态的刺激。这可能是由于个体差异的缘故，也可能是由于产生消极情绪状态的不是某一特定的事件，而是整个生活环境背景的长期压抑所致。对于这种情况，有些催眠师采用的方法是编造一个合情合理的、与受术者的生活经历有关的故事，把这个故事告诉受术者，说这就是你亲身经历的、导致消极情绪状态产生的、已经遗忘了的早期经验，然后，催眠师再对这个故事中的事件进行分析、解释，对受术者进行指导。

一般说来，只要受术者能"确认"该故事实为亲身经历并导致消极情绪状态的产生，此法也能收到良好的效果。不过这种方法的使用应当相当慎重，如果受术者的潜意识察觉到催眠师的"欺骗"行为，便会对催眠师的催眠暗示全面抵抗，治疗获得成功的可能性就会小得多。

在自我催眠时，将下面的文字录下来，然后重放给自己听，以便让你自己放松从而进入一种催眠的状态。为了自我催眠，请把这些指导看成是你自己在同你讲话（括号里的文字不要读出来）。

找一个不会被人打搅到的地方，让你自己处于一个比较舒服的坐姿。闭上眼睛然后做专注意识的呼吸练习。把注意力放在你的呼吸上。感受你的气息从你的左鼻孔流进，然后从你的右鼻孔流出。正常地呼吸，知觉你的气息。

吸气，吸完时数 1；然后呼气，呼完时数 2。（等 2 秒）

吸气，吸完时数 3；然后呼气，呼完时数 4。（等 2 秒）

吸气，吸完时数 5；然后呼气，呼完时数 6。（等 2 秒）

吸气，吸完时数 7；然后呼气，呼完时数 8。（等 2 秒）

吸气，吸完时数 9；然后呼气，呼完时数 10。（等 2 秒）

在你重复这一呼吸练习时我们将停下来。（停 15 秒）

现在停止数数，把注意力放在我的话上，而你则继续有节奏地呼吸。

让你的身体释放掉一切紧张，然后想象这些紧张感正随着你关注身体的每个部分而逐渐消散掉。

让你的脚和踝放松，并注意它们的反应。（等 2 秒）

想象你的腿完全得到放松。（等 2 秒）

现在，去感受这种紧张感于体内逐渐消散，并从臀部排出。（等 2 秒）

当你感到你的腹部也得到放松时，去体会这种紧张感在你上身中消散。

现在，去感受一种柔和从你的腹部向上流动到你的胸部。放松。（等 2 秒）

现在，去感受你的胳膊在放松并变得柔软。（等 2 秒）

最后，想象一下你所有的紧张感正从你的脖子散出体外，这样，你的整个身体便得到了放松，所有的压力和紧张感都释放出去。你现在处于一种深度的放松状态。（等 3 秒）

过一会儿，你要从 5 往回数数，并想象你最喜欢的地方。任何美丽并且私密的地方都可以想，只要你在那里能感到放松和宁静。（等 3 秒）

它可以是一个非常漂亮的花园，在那里你可以闻到阵阵怡人的芳香随轻风飘荡，同时你也可以感受到阳光所带来的温度以及与美丽的大自然独处的意境。（等3秒）

它也可以是一个沙滩，那里有蓝色的海浪扑打岸边，还有时不时跑着避开冲上沙滩的海水。你可以闻到海水的气味和声音，并感受到脚趾间的沙子。（等2秒）

来到你最喜欢的地方你太高兴了，在那里，你非常放松，整个世界都没有你担心的事情了。花些时间用你全部的感觉充分想象你最喜欢的地方。你可能会听到些声音，闻到些气味，甚至想象出一种你最喜欢的味道。（等5秒）

请听我的话并且相信我们将要给你提出的建议会让你活得更加快乐和健康，而你会更好地享受生活。你不需要太多的努力就可以做到这些暗示所要求的。

想象一下你现在的实利主义行为习惯都有哪些不好的地方。（等2秒）

看看它们是怎样让你感到有压力并威胁到你的健康的。（等2秒）

想象一下你自私的态度会让别人怎么看你。（等2秒）

想象一下当某一天你脑子里全是一些消极的想法时，度过那一天耗费了你多少精力。（等2秒）

你感到无力去控制那些滋生压力的随机想法。（等2秒）

现在想象一下拥有一个平静的思维会让你有怎样的感觉。（等2秒）

想象一下你正感觉到越来越健康、越来越有活力。（等2秒）

想象一下你能够忍受那些以前你无法忍受的环境。（等2秒）

想象一下你的人际关系将变得更好。（等2秒）

想象一下对别人充满同情心的感觉有多么好。（等2秒）

你的一些消极想法以及争夺资源的做法会使你处于焦虑状态，也会使你产生压力，这都会对你的健康产生消极的影响，因此你肯定想把这些不良的习惯改掉，然而你却无法改掉。你认为你无法改掉你的这些不良习惯的原因是它们根植于你的基因及你童年的环境之中。但现在，你相信，通过表达精神行为，你会成为一个充满爱心和同情心的人。现在，把当前的你想象成投射在一个屏幕上的没有爱心的人的黑色轮廓。

现在，把新的你想象成一个叠加在这个黑色轮廓上的充满爱心的白色轮廓。

想象这个新的白色轮廓变得越来越大，直到它将大部分的黑色轮廓都覆盖上。无论什么时候想起"充满爱心的人"这个词，你都会在你的头脑之中看到这个意象。

我可以改变我自私的行为，我可以无条件地去爱别人。

我可以通过充满同情心的行为来满足我对其他人的需求。

我每天都会练习精神性行为，直到它们成为一种习惯。

我会让专注所带来的那种宁静成为我生活的基础。

追逐私利所带来的快感是无法替代自然幸福的。

自然幸福时刻都在发挥着作用，而快感则做不到这一点。

我并不在意其他人如何看待我的精神态度。

我知道多一些放松反应的行为会让我变得更健康、更有活力。

我喜欢物质带给我的愉悦感，但我知道过度追求那种愉悦感也会导致失望情绪的产生。

我变得越来越有同情心了，因此我也越来越享受我的生活了。

我知道神希望把爱带给世人。

我知道对物质的追逐无法替代爱和自然幸福。

我知道关心他人会给自己带来更多的快乐。

随着我变得越来越有爱心，我也越来越享受我的生活，我的生活也更有意义。

现在，是时候把积极的幸福习惯暗示移植进你的潜意识之中了，这些暗示会在你清醒以后依然和你在一起。

请重复：

如果我做了自私的行为，我将把我的手放在我的头上，并想"充满爱心的人"这个词，同时想象原来比较大的黑色轮廓衬托着的较瘦小的白色轮廓。

如果我在一个不合适的时候想要获得物质带来的愉悦感，我将把我的手放在我的头上，并想"充满爱心的人"这个词，同时想象我的白色人物轮廓。

随着我从 0 数到 5，你将回到你思维的表层，现在请让你最喜欢的地方的意象逐渐淡化。（停 2 秒）

当你知道你可以随时从催眠中回复到意识状态时，你便会感到镇定和放松。

0——请注意你的呼吸。

1——如果你想获得物质所带来的不健康的愉悦感，你会把你的手放在你的头上，并想"充满爱心的人"这个词。

2——你正回到思维的表层，将会变得专注。

3——无论你什么时候思考物质行为，你头脑中都会出现你的白色的充满爱心的人被你原先较大的黑色轮廓遮暗的意象。

4——无论你什么时候想你最喜欢的地方，你都会想"充满爱心的行为"这个词。

5——随着你已经回到了你思维的表层，做一次深呼吸，深吸一口气，然后呼气。你已经完全醒过来，并感觉到心神爽快。花上片刻的时间通过一个数到 10 的简短的专注式呼吸练习来适应一下周围的环境。（等 4 秒）

记住这个暗示："每次我听这个练习时都会感到更加深度的放松。"

现在，没有什么能够阻止你以一种更加舒服的方式放松了，因为你发现了实现自然幸福的新策略。

杨安谈冥想与催眠

◆催眠不仅能帮助我们放松，还有另一个基本功能——暗示。积极的自我暗示能够帮助我们提高自信心，提高办事效率。

◆消极者说我只有看见了，才会相信。积极者说只要我相信，我就会看见。

◆我们可以结合自己的实际情况，编写一些符合自己具体情况的自我暗示的话，在内心，给自己一个积极的暗示。

提高睡眠质量

有时睡了很久，早上起来依然很困，这是什么原因呢？

其实早上起来觉得很累，头有点晕，是因为身体虽然休息好了，大脑却还没休息好。在睡觉的时候，我们带着很多问题入眠，导致潜意识仍在运行，搞得大脑疲惫不堪。研究发现，如果带着焦虑的心情睡去，第二天早上醒来时，大脑仍会处在焦虑之中，而且困扰越来越深；如果带着喜悦的心情入睡，第二天早上醒来时心情就会比较舒畅。

有些人早上醒来时，老觉得自己还很困，这是因为他们给自己下了某些指令。"我一连睡上七个小时还是会觉得困，我不得不睡上八个小时"，那么，这一指令就会使你迷迷糊糊，实际上是你的意识还没有做好从潜意识接手开始进行工作的准备。

因此，在睡觉前，不妨给自己下一些催眠指令。催眠虽然并不等于睡眠，但确实能够改善人们的睡眠状况，从而改善人们的健康状况。

即便是因为身体疾病导致的失眠，催眠也可以通过对潜意识的引导和调整，不断地强化积极情感、良好的感觉以及正确的观念，以消除内心的消极情绪，人脑的中枢神经也会在此作用下分泌大量的脑啡肽，从而达到止痛安神的作用，进而提高人们的睡眠质量。

如果失眠情况不是十分严重，可以运用自我催眠法来诱导自己进入催眠状态。

方法一：身穿宽松的衣服，用一种自己感觉舒服的姿势躺在床上，双臂平放于床上，手心朝上。双腿自然伸直分开，双脚随意摆放。将意识集中在脚尖，深深地、慢慢地吸气，随着吸气，感觉身体各部位的肌肉从脚尖开始依次有意识地绷紧，吸入的气流自下而上慢慢地游走在全身的肌肉中，最后直达眉心。

深深地、慢慢地呼气，随着呼气，感觉气流从眉心开始慢慢地游走全身的肌肉，最后回到脚尖，气流走到哪里，哪里就变得放松。

眉心放松了。

颈部放松了。

胸部放松了。

两臂放松了……

最后全身都放松了。

反复做 5 次深呼吸。

心里感觉很放松、很舒服。

感觉眼皮很重，很困，很想睡觉。

现在感觉很舒服，睡吧，睡吧，舒服地睡吧。

其实，只要感觉疲劳或紧张，就可以进行这种练习，每次至少做20分钟或更长时间，身心就会放松下来，这样无论睡不睡眠，你都会感觉很舒畅。当然，如果当时不具备睡眠的条件，你也可以将最后的进入睡眠的暗示去掉。

方法二：在睡眠前10分钟，可以练习一下数数法。每数一个数字，就忘记一些事情，就放松一个层次，清除掉一层思想包裹和残留的垃圾信息。清除这些东西，可以避免自己做很多奇怪的梦，使你的潜意识放松再放松，不要给潜意识留下还需要处理的工作。

方法三：不妨在睡觉前暗示自己，给自己指令："我睡三个小时，身体就能完全恢复过来。我会休息得很好，早上起来就会精力充沛。"

方法四：用以下暗示，可以解除自己的睡眠障碍："我是个睡神。我从不担心失眠，也不担心睡不着。我睡觉的功夫一流，因为睡觉是我天然的能力。我睡觉前无牵无挂，心情大好，不管什么时候，只要闭眼三分钟，马上就会全身放松，不知不觉地进入香甜的睡梦之中。"

杨安谈冥想与催眠

◆熬夜只有两种情况：一是睡觉时间少，导致睡眠不足；二是失眠，导致睡眠严重不足。这两种情况都只会带来一个结果——第二天头脑模糊，效率低下，工作完不成，只好晚上继续熬夜，进入恶性循环。工作事业身心均将受到损害，负能量会将自己带入人生的低谷。

◆早睡早起，形成良好的作息规律。睡觉时不要胡思乱想，保持清心寡欲，自觉拒绝诱惑，关闭思考系统，让大脑停止思考，让头脑休息。关上灯，关掉音响，全身心投入夜晚的怀抱中去。躺在芳香的枕头上安眠，放松下来，舒舒服服睡个安稳觉。

◆睡前用热水泡脚，听一听放松音乐，都能使人快速进入睡眠状态。

消除身心疲劳

找一个安静的地方，确保你不会受到干扰。最好采用躺着的姿势并在身上盖一条毛巾被等，以免受凉。

这样开始练习：做几次均匀而缓慢的深呼吸，使自己安静下来。想象有一股暖流从你的头顶流下来，缓缓地流下来……

暖流流过你的头顶，你的头皮放松……头盖骨也放松……流过你的眉毛，眉毛周围的肌肉放松……流过你的耳朵，耳朵周围的肌肉放松……

暖流流过脸颊附近的肌肉……下巴的肌肉放松……平时你的下巴承受了吃饭和说话的压力，现在让它彻底放松……

你的头部全部沉浸在暖流里——温暖而舒适的暖流，你的头部非常放松……

暖流继续流过你的脖子……你的喉咙附近的肌肉放松……

暖流流过你的肩膀……平时你的肩膀承受了太多的压力，现在它们全部被释放掉了，你的肩膀放松了……

暖流流过你的左手……流过你的右手……流过你的整个手臂和手掌，直到你的每一个手指都沉浸在暖流里，你的手感到放松、温暖……

暖流流过你的胸部，你胸部的骨骼和肌肉全部放松……

暖流流过你的背部，你的脊椎和背部肌肉得到放松……

暖流流过你的腹部，你腹部的肌肉放松，这时你的呼吸变得更深沉、更轻松……

暖流流过你的左腿……流过你的右腿……你腿上的肌肉完全放松下来。

这股使人舒适的暖流一直流到你的脚踝上、脚掌上、脚趾上，你感觉非常舒适和平静，现在你的全身都放松了……

继续做深呼吸，每一次呼吸的时候，你都会感到自己比刚才更放松、更舒服……

最后，你进入完全舒适放松的催眠状态，就像一朵自由自在的云朵一样，进入了放松的最佳境界……

操作要领：这种方法需要你认真关注自己身体的感觉。有些人会觉得放松是一件很困难的事情，你可以想象有一台心灵扫描仪把自己从头至脚扫描了一遍，扫描到没有放松的地方要继续让它们放松，直到全身都完全放松为止。对于那些不容易放松的部位，应反复进行多次暗示，一定要让它们得到充分的放松。

评价：这种方法适用于平时压力过大的人，练习之后，能够缓解压力、消除疲劳，获得全身的轻松感。不过，有些人由于太久没有关注自己的身体，所以在第一次做这样的练习时，不但不会感到放松，反而会有头痛、腿痛等各种不舒服的感觉，这说明你需要好好休息了。

如果你觉得自己是一个身体很难放松的人，你想象不出暖流流过全身的感觉，那么你可以尝试神经疲劳法。神经疲劳法一般是先引导被催眠者进入一种不舒适的暗示，再猛然让他进入极为舒适的状态。也就是先让神经疲劳，然后给予他休息的条件，这样就很容易进入催眠状态了。

例如，指引被催眠者平静思绪，深呼吸后，开始暗示：

"今天看着是一个好天气，你决定去爬山，这可是一座高山啊，山下绿树成荫，山顶白雪皑皑，你决定征服这座高山，一定登上山顶！你开始向山上爬了，郁郁葱葱的树木，美丽的花朵，穿梭在林间的松鼠……"

先暗示一些美丽、惬意的景色，观察被催眠者是否进入了状态，如果进入了状态就开始将他带入紧张的暗示：

"爬过了山腰，风景就有变化了，气压越来越低，气温越来越冷……你慢慢踏上了冰雪覆盖的道路，气压很低，你连呼吸都感到困难了，你感到好累好累，天上竟然飘下了雪花，风雪越来越大……大片的雪花遮住了你的眼睛……你的手和脚都冻僵了，都麻木了……"

逐渐把他引导到紧张的状态中，然后观察他的表情，如果开始浮现出痛苦和紧张的表情，就开始下一步暗示：

"看哪，刚才是被风雪挡住了，原来你已经接近了山顶，你已经成功了！你把胜利的旗帜插在了山顶上！山顶还有温暖的旅馆等着你呢！快走进去，走进温暖的房间，好舒适啊，好温暖啊，赶快坐下休息一下吧！放松……放松……休息……你已经累坏了……睡吧……睡一个好觉吧……"

这种"放松—紧张—放松"的方法很容易让人的神经疲惫，也就容易进入催眠状态了。

杨安谈冥想与催眠

◆医学研究发现，疲劳的感觉是由一些特殊的物质造成的，这些物质由人体产生，运动时产量就会增加。血液将其运送到人体的各个部分，人体就产生了类似于腰酸背痛的疲劳感，这些物质被称为"疲劳毒素"。

◆过度疲劳就是指精力、体力的透支，进而使人体老化，表现为体力不足、精力不支、社会适应能力下降。这里，精力透支说的就是气的透支，气的透支会引起气虚疾病。

◆过度疲劳会使某一脏腑功能紊乱从而造成身体的不适，长时间下去又会影响其他脏腑的功能，进而造成整体功能失调。

调整心态使之变得更积极

所谓积极心态，主要是一种内在的感觉，不做违心的事，做你真心热爱的有益未来的事，从而保持幸福感。改变内在世界比改变外在世界更简单，也更有效果。内心世界改变了，不可避免地就将带来外部世界的改变。内在会让外在更加美好。这样，你获得的东西将会更稳定。你活着的感觉主要来源于内在。你是谁？你是一个灵体，一个灵魂和意识的存在。

积极心态来自很多方面，比如自然、自由、自我认同、平衡感等，这些是自身协调的结果。下面我们就多方面催眠自己，来加强内部的协调，使自己保持积极心态。

催眠自己顺其自然："我永远不控制自己的痛苦。当我越想控制痛苦时，我就越会陷入痛苦。让自己平静下来，对自己笑一笑，说没事的。想一想自己曾经有过的开心事，让那些美好的镜头反复浮现在我的脑海中。我用积极的心态接收信息，我爱着这个世界新鲜的色彩。"

催眠自己获得自由："我是一只自由飞翔的鸟儿，如果在翅膀上压着一块金条，反而不自在。活着是简单的，幸福也是简单的，它不需要太多的外在形式。心是特别容易满足的。如果给它加了很多包袱，人就会活得很累、很压抑。不妨丢开心灵的包袱。把心灵的窗户打开，映入眼帘的有参天大树，有青青小草，还有鸣叫的鸟儿。"

催眠自己心灵的平衡："痛苦一般都是由失衡造成的。当我痛苦的时候，是因为悲观的'蒲公英'在我心头飞散蔓延，到处弥漫着伤感。我要把痛苦的种子连根拔起，使它永不生长。我要经常回想美好的事物，抱着乐观的心态，认识到自己已有的种种。清理旧的神经，把贪、嗔、痴、惰、疑，转化为悲、智、行、愿、力，即慈悲、智慧、实践、愿望、力量，这样痛苦就会被幸福、爱和智慧取代。"

催眠幸福感："我要回忆和寻找之前的种种幸福体验，找到我之所以感觉幸福的缘由。现在，让我继续那样做，培养自己越来越强的幸福感。我经常可以察觉到幸福的源头。一朵小花，一次关爱，一次祝福，一句温暖的话，让我像海绵一样去吸收这些快乐、美好的因子，把内心的悲痛冲走，让内心不再悲痛，变得平静和美好。"

催眠自我认同感："幸福是一种知足和认同。头脑清晰，思维活跃，身体灵健、舒泰，都会使人感觉幸福。一遍遍回忆美好，感受美好，日积月累，我们的幸福感就会越来越深。"

催眠价值感："短短的人生中，应该拿出我最美的东西与人分享，只有与人分享才是快乐的。我应该努力地付出，给大家带去快乐和帮助，我在付出中实现了自己的价值，我体会着付出的快乐。我的追求是使更多的人受益，帮助更多我能帮到的人。"

此外，还可以将下列词语变成催眠确认语，也可加入自己心灵需要的积极语言。只要能让你正能量大增的词语，都可以编排进去。如下文一样：

不要在乎浮华的外在，而要追求简单质朴的内在。

幸福就在我们身边，触手可及。

我们眼前所拥有的一切，都是我们的财富。

活在当下，就是幸福和快乐的。

我们活在美丽的星球上，我们如此完满。

能够接纳自己和别人，积极的幸福感如此强烈。

我有爱和帮助别人的能力，我感到心态时刻处于积极状态。

微笑和幽默，不经意间带来深深的满足。

别让自己承担那些不必要的苦恼和困扰。

永远都能在事物的双面中，取其积极的一面。

杨安谈冥想与催眠

◆积极心态会让人保持身心健康，而消极心态只会给人类带来无穷的病痛。

◆积极心态是能够让自己的神经系统准备胜利的前提条件。

◆任何人都可以把自己的未来想象成失败以及不幸，但也能想象成成功以及幸福。人的现实生活本来就不是外在条件所决定的，而是习惯性的内心思想。

促进人际沟通效果

假如你想通过学习催眠，应用于亲子教育、感情提升、人际沟通、产品销售等，一般情况下，对方是不会坐下来或躺下来接受你的催眠的，你的客户就更不会愿意坐下来，闭上眼睛接受你的催眠销售活动，不是吗？

这一切，都需要在人际沟通过程中完成。

所以，如果你想学习催眠，应用于自己的生活，那就有必要学习怎样在人际沟通中引导他人进入催眠，并且产生相应的心理或行为的变化。

我们一直在说，催眠是情境的结果，催眠的价值取决于情境。所以，催人于无形，睁着眼做催眠，万变不离其宗，其本质就是：在人际互动中，创造利于对方进入催眠的情境。

那么，怎样做？要注意一些什么呢？

第一，弱化对方意识，或绕过对方意识。

在人际互动中，因为被引导者往往无法摆脱自我意识的干扰，他们会不停地进行自我内部对话，或被导向内部意象，或被频频的肌肉运动所干扰等，比如动来动去、说话等，这些都是不利于对方进入催眠的因素。

这些因素导致被引导者无法专注于自己的体验，特别是那些极度理性、逻辑思维能力强的人，更是这样。这里需要说明的一点是，专注于自己的体验和专注于自己的思考是不同的，一个是体验，一个是思考，思考是会破坏体验的。

所以，你要想在人际互动中引导对方进入催眠，就必须弱化对方的意识心理，或绕过它，这样你才能进行下去，这是第一步，也是最为关键和基础的一步，是你成功引导的保证。

弱化、绕过意识的方式有很多，比如沉闷技术，你也可以叫它"喋喋不休"技术。

所谓沉闷技术，就是不停地给对方讲一些无趣的事，借此来消耗他意识上的抵抗。例如不停地讲故事，一个接一个，对方不知哪里是重点，不知你要做什么。开始时，他会运用自己的注意力试图跟上你，然而故事不但无趣，你还不停地讲，慢慢地，他就会开始放弃思考，这时，你的机会就来了，一旦发现对方开始放弃抵抗，你就可以马上切入正式的引导。

在你讲故事时，尽量多一点具体细节、体验上的描述，而少一点引发思考的描述，这样更能起到分化对方意识的作用。

第二，创造催眠情境。

在你完成第一步后，就可以切入正式催眠引导，也就是创造催眠情境了。

要创造什么样的情境呢？这是很多人会问的问题，而答案让很多学习者感到惊奇，那就是情境本身并不重要，重要的是，你所选择的情境。只要是让人感觉安全的，让人感觉容易放松的即可；而更重要的是，你要怎样去表达这个情境。

比如，同样是月黑风高的夜晚这个情境，当用不同的表达方式去描述它时，可能会给人完全不同的体验，可以是让人感觉浪漫的，可以是让人感觉心灵宁静的，也可以是让人感觉恐怖的。

所以，最简单的做法就是，结合自己的生活，根据对方的年龄、背景等，选择一个自己和对方都熟悉的、让人感觉轻松愉悦的情境即可。

除此之外，人际沟通过程中，我们还需要懂得用心去倾听对方表达的意义。能做到这样，既要保持自己的个性，也要学会换位思考，学会理解他人。而在催眠状态下，人可以依靠想象的感知性来感受不同的想法。下面这个练习，可以帮助你更好地理解他人，学会设身处地地为他人着想。

首先，找一个既安全、安静又舒适的环境，关掉手机，去掉身上的饰品和眼镜。其次，尽可能地放松自己，使自己从紧张的状态中摆脱出来，在心里告诉自己：我能够体谅他人，更愿意站在他人的角度去理解对方。然后在催眠状态中诱导自己去想象处于他人的位置时，一天所需要处理和经历的事情。完成之后唤醒自己。这种通过自我催眠来理解他人的方法很有效。

人与人之间的交往可以说是相互催眠的过程，这个过程当中始终贯穿着思想、感情、行为表现的相互交流。经常进行上述催眠，可以让我们在人际交往中游刃有余。

杨安谈冥想与催眠

◆通过人际沟通，人们彼此交流思想、观点、情感、态度和意见，从而达到交流信息、调节情绪、增进友谊、加强团结的目的。

◆工作中，我们往往要同各种人打交道，只有具备一定的人际沟通能力，才能建立友好的合作关系，进而顺利开展工作。

◆人际沟通将使沟通者的心理产生变化，这就意味着，在一定意义上导致了沟通者之间的互动，甚至改变了在沟通者之间形成的一定关系。

提升授课效果

在教育中，授课效果可谓重中之重，我们可以借助催眠师来解决学习中存在的种种问题。

比如，我们感到烦躁不安，无法全神贯注投入学习，想要到外面去——任何地方都可以——就是不想看书。之后，当我们最终静下心来认真学习的时候，却又发现自己刚学到的知识几分钟以后就忘得一干二净。这样一来，就有很多同学常常因记忆力不好影响学习成绩而苦恼不堪。催眠常常用来解决这一问题，并且具体方法多种多样。

首先，催眠师要使学生拥有学习的心理状态。他的年龄或学习科目都不重要，重要的是他有学习的渴望。有经验的催眠师会借鉴学生本身的学习风格，然后在此基础上发展。催眠师会在学生处于恍惚状态时告诉他，他会感到心情放松、平静、乐于学习，并且他能够记住并理解学习的新知识，对抽象生硬的知识要点，可以在理解的基础上加以形象化，以增强记忆效果。

比如，学生普遍感觉在面临考试时神经紧张，一面对空白的试卷，大脑就立即变得一片空白。于是他开始恐慌，几乎想不起来任何东西，这样下去，考试结果可想而知。催眠有助于克服这一常见现象。

学生在考试前接受催眠治疗，催眠师在治疗中暗示他："你在考试时会感到平静、放松，能够完全掌控自己的思考过程。你会保持头脑清醒，最重要的是，你能够记得自己所学的点点滴滴。"除此之外的暗示还有："你在考试完毕后会感觉平静满足，认为自己已经尽力而为。"这可以避免考试后恐惧。在考试时正常发挥极为重要，因此任何考试时神经紧张和恐慌的人都应当考虑尝试催眠疗法，这确实有效。

不过要记得，催眠本身不能使你成功通过考试，你必须要付出努力、认真备考，它只能帮助你树立起记忆优良的信心，并时时提醒你要记住必须记住的东西，你自己必须坚信"我能行"。

对于学习的兴趣以及自信，是学好功课最重要、最基本的条件。催眠首先要做的就是让孩子了解学习目的，间接建立学习兴趣。如果每一个孩子对学习的个人意义及社会意义有较深刻的理解，那么就会认真学习各门功课，从而对各科的学习产生浓厚的兴趣。

比如，对一个讨厌学外语，对学外语充满畏惧情绪的孩子实行催眠，在催眠状态下给他下达提高学习外语的积极性的暗示指令：外语是我们和外国朋友交流信息的一种有力的工具，也是打开知识宝库的一把钥匙，多学习一门语言，就可以为你多打开一个崭新的、奇异的美丽天地。如果你想要结交外国朋友，使用国外生产制造的产品或者到其他国家欣赏异域风光，体会那里的风土人情，你就必须要学会外语，只要你一步一步努力，扎扎实实打牢基础，将来一定会学得很好的。

在给予暗示性指令之后，可以让孩子在催眠状态下听一段外语，让他背下来，翻译出来，然后就可以暗示他说：你背得很快，翻译得很准确，你有学习外语的天赋和才能。你就高高兴兴地学吧，这样你的单词就记得更快、更准，语法就练得更熟了，你一定能学好外语的。接着，还可以让孩子在催眠状态下反复背诵那段外语。因为这是处于催眠状态，孩子会服从暗示指令，反复进行背诵，专心致志，这在孩子意识清醒的时候是较难做到的。

当把孩子唤醒之后，虽然他已经记不起催眠状态下学的那些内容，但是却感到很熟悉，就会很容易地背下来，学习的情绪也就越来越高涨了。经几次这样的催眠，孩子学习外语的兴趣和自信就会有明显的提高，以后也就可以自己积极主动地去学习了。

此外，利用冥想体操法开发儿童大脑左、右半球功能的研究，我们还可以运用实验法：

第一，给学生听轻松音乐。建议选择中国古典音乐。

第二，让学生平和呼吸。

第三，让学生按要求进行动作。

具体的语言引导词为："两臂肌肉紧张……非常紧张……然后放松，两臂很沉重，慢慢下放……慢慢下放……肩部也很沉重，全身似乎疲倦了，很想睡，想睡就睡吧！……感觉到呼吸越来越缓，越来越长……睡了，我睡在海边的沙滩上，身体舒服极了，身下的沙子轻轻摩擦着肌肤，天上的云彩湛蓝。飞翔的海鸟翅膀掠过海浪，阵阵海风吹来，我的额头凉爽极了。又一阵风吹来，头脑已经变得越来越凉爽，深深地吸一口气，头脑清醒极了……脑子清醒，大脑的功能增强，数学不难学了。只要努力用功，数学必能学好。我现在很想学数学，那么就慢慢醒吧。从1数到5就能醒过来，醒来之后，身心会感到很愉快，学数学的效率一定能提高。1——从睡眠中开始觉醒；2——呼吸越来越平和，睡眠越来越浅；3——睡眠更浅了，头脑已近清醒；4——只要再数一次就会完全醒过来，醒来后感到轻松愉快，很想学习，学习也愉快；5——好了，完全醒了。"

第四，让学生按要求边做动作边想象。

实验持续时间为两个学期。实验结果表明，通过练习冥想操，学生的以下几个方面有明显的改善：迅速集中注意力；减缓了疲劳；激发了学生的求知欲，改善了课堂纪律；调动了学生全身心的能量，提高了学习效率和学习成绩。

杨安谈冥想与催眠

◆对于任何一个时代来说，教育都是通向成功的途径之一。

◆为了实现教育的理想，需要追求理想的教育。

◆授课效果是最重要的环节之一。

作为思想工作的工具

很多人整天陷入一种低迷的状态中，无法自拔。其实，这大可不必，因为用催眠的办法就可以轻松地改变现状。

催眠可以改变一个人的思想，因为我们的思想实际上是受我们的心理动机左右的。心理学上有一个术语，叫作"习得无助"，它的意思是，我们的种种无聊、烦闷的状态，正是因为我们"以为自己是这样，所以才变成这样"。

轻松地坐在椅子上，或者躺在椅子上，用双手按摩面部肌肉三分钟，用力地搓双手，好像在洗手一样，让全身的肌肉进一步放松下来。闭上眼睛，心里默默地数数，从一数到十，如果还是觉得有点紧张，再数一次。

在数的过程中告诉自己："我正在变得轻松，越来越轻松，身体好像要浮起来一样。"

反复地这样告诉自己，直到你感觉刚才还紧绷的神经一根一根的放松下来，再没有刚才那种紧张难受的感觉为止。

然后，进一步做下面这个练习。

想象这样一幅画面：

你正站在大海旁边，海面十分广阔，一眼望过去根本看不到边。海风吹过来，轻拂你的脸，你感觉十分温暖舒适。海浪轻轻地洗刷着你的脚底，浸润着你，你感到舒服极了。

接着，继续告诉自己："我的心情越来越好，越来越轻松，生活中再没有什么事情能够让我烦恼的了。"不断地默念，不断地这样告诉自己。

如此重复三分钟，看看你会有什么变化？

我想你的心情一定会变得豁然开朗，与刚才完全不同。

通过自我催眠把这种积极的意念传递到自己意识深处去，它就会在潜意识层面改变你的思想，然后让你的生活发生改变。

具体要怎么做呢？

1. 把每一个想法记下来

比如，正在读这本书的时候，你的脑海里突然闪现一个灵感，那么不要犹豫，立即把它记下来，写在你随时可以看得到的地方。在写下它们的过程中，你的手、你的身体、你的肌肉都在行动，这就是一种对你的暗示。在接受了这种暗示之后，你的身心将会行动起来。这种灵感是随时出现的，每天在上班坐地铁的时候，晚上走在回家的路上的时候，或者躺在公园的长椅上休息的时候，你可能有很多奇思妙想，把它们写下来，然后就能改变你自己。

2. 让自己的思维保持积极状态

要学会积极地思考，不要让懒惰控制自己。懒惰是一种迟缓剂，会让你的身心疲惫，失去主动性。有很多好玩的思维游戏，比如"猜字谜"等，都需要用大脑里的不同的区域来完成它们。主动调动自己的思维，这样你会变得更积极、更有活力，还可防止你的思维退化。

3. 尝试不同的生活方式

可以用左手使用鼠标、换条新路线去上班、到陌生的地方去旅行、读一些流行的小说、看一部新奇的电影。改变生活方式会给你带来全新的感受，你会从中得到很多有意义的启示，让你的生活丰富起来。

4. 保持好奇心

要用孩子一样的、充满好奇的眼光去观察这个世界。生活中有积极的一面，也有消极的一面，如果你总看到消极的一面，就会受到影响。要像孩子那样去理解这个世界，这样你的生活才会变得简单。多给自己一些尝试和冒险的空间，不要墨守成规，你会惊讶地发现，生活中原来有这么多有趣好玩的事可以做。

5. 乐观生活

微笑可以促进体内释放内啡肽及其他有积极力量的化学物质，改变身体的各个层面。它还可以帮助你减压，消除你对生活的恐惧感，给你带来好心情。更重要的是，微笑可以改变你对生活的感觉，让你对每一件事情都充满信心，你的人际关系也可以因此而改变。所以，把微笑看成是对大脑的快速充电，你的生活一定会有新的变化。

6. 规划好时间

不要让你的生活乱糟糟。善于利用时间不仅是一个好的生活习惯，还可以大大地提高办事效率，把你生活中的每一件事安排到日程表上，充电、旅游、上一堂健身课、看一场电影等，有了这样一份计划书，你的生活将会轻松自如。

7. 坚持运动

如果你厌恶每天长跑，那么请在跑步机上慢跑十分钟吧。哪怕是在上面慢走一会儿也行。健康来自运动，在运动中我们身体的每一个部分都会接受暗示，变得更加协调，你会因此变得更健康，思想更有能量，对生活的控制能力也更强。

8. 远离酗酒者

烟可能引发癌症，酒能够杀死脑细胞。研究发现，吸烟与饮酒的人，到了老年，患有老年痴呆症的概率更大。所以，如果你还沉浸在烟酒带来的刺激中，那么请从现在开始改变它。每天告诉自己："我不需要它们了，我需要新的生活。"这样慢慢地，你的生活就会改变，逐渐远离这些不良的生活习惯。

9. 学会感恩

用积极和感恩的心态来面对生活中的每一天，生活会改变很多。

10. 广结益友

让你的身边充满各种有创造力、思想活跃的人，因为"共振效应"的存在，他们就会影响你，你也会变得有更积极的思想，更有朝气、更有能力。

杨安谈冥想与催眠

◆拥有积极主动的思想，不断告诉自己"我可以做到，我能够做到，我一定能够改变"，你就会发生变化。消极被动的思想则相反，它会阻碍你，削减你的能量，让你越来越懒惰，直到让机会白白溜走。

◆提高主动性的关键就是要不停地告诉自己"我可以""我能够做到"等。

◆心理学上认为，人的思想是主动的。你越是积极调动它，它所产生的力量就越大。但如果你总是对它听之任之，任由它松懈下去，它的能量将会很快地衰减。

第七章

行为催眠企业管理学

　　行为催眠的概念提出之后，催眠术应用于企业管理将成为可能。将催眠理论运用于企业管理，是对企业管理的一次革命性提升和改变。

如何对人力进行行为催眠

对管理者来说，运用企业理念传达组织的价值观，动员并鼓励全体员工为实现组织的目标而努力是一项重要的任务。

企业管理者要用新的理念来激励人心，这就是进行行为催眠。

1. 行为催眠的指导原则

（1）大家共同参与制定企业理念，但不要在这个方面花费太长时间。

（2）确保你的理念确实反映了公司的长远目标。

（3）企业理念应该激励人心。

（4）注重价值观和变革的关键驱动因素。

（5）在企业理念中采用和能力管理运用相同的概念和术语。

（6）确保使用简单易懂的语言。

（7）确保企业理念的各要素能明白无误地转换成行为。

（8）反复传递信息。

2. 行为催眠的方法

（1）心理暗示法。暗示有他人暗示、自我暗示、行为暗示、环境暗示和言语暗示等。在企业心理素质培训中，可以运用多种形式的暗示，对员工的心理与行为施加影响，促使员工的心理与行为朝着目标方向发展，同时使员工学会积极的自我暗示。

在运用心理暗示法的训练中，树立威信常常成为十分重要的因素。威信可以提高受训者的可暗示性，是一种使受训者乐于接受的力量，是决定心理暗示效果的主要因素。

（2）游戏训练法。游戏训练法是现代企业培训过程中常用的一种方法，是寓教于乐的有效方式。其原本目的是改变培训现场气氛，提高参加者的好奇心、兴趣及参与意识，并改善人际关系。现在的目的则是通过游戏产生体验并获得知识，或使参加者的心理、行为、思想发生变化。游戏训练法运用时应注意：游戏的设计与选择符合训练目标要求，能达到训练目的；培训师要当好游戏的组织者、协助者、旁观者，能洞察受训者的行为心理；游戏结束时要引导受训者分享、交流体验、感受思想，得出经验或结论。

（3）拓展训练法。拓展训练法是一种体验式的学习方法和训练方式，它利用特定的自然环境，通过独具匠心的设计，在解决问题和应对挑战的活动过程中，使人的勇气与自信、理解与沟通、进取与互助得到增进。

（4）头脑风暴法。头脑风暴法是一种通过会议的形式，让所有参加者在自由愉快、畅所欲言的气氛中，交换想法或点子，并以此激励与会者的创意及灵感，以产生更多创意的方法。此方法重在集体参与，许多人一起努力，协作完成某项任务或解决某一问题。集体参与可以增加学员的团队协作精神；增强个人的自我表现能力以及口头表达能力，使学员在集体活动中变得更为积极活跃；在集体参与的过程中会有很多新的思想产生。它广泛地用于创造性思维活动之中。

（5）心理剧技术。在团队领导者的引领、支持和帮助下，通过团队成员创造性的参与表演的过程，使团队成员充分表达自己的感受，情绪得以释放，并且提升自己的洞察力，获得对问题和自身的更深的理解，进而发展出健康的、积极的、富有建设性的新的行为。

（6）角色模拟法。角色模拟法就是根据职业岗位中的现实问题创设一定的情境或仿真情境，让受训者扮演情境中的角色，通过自己的角色活动，获得心理体验，并分享体验、分析角色行为、纠正错误，以形成特定的心理品质与行为习惯。

角色模拟是实际情境或过程的抽象化或简化。模拟情境中，受训者进行分组，分别扮演特定的角色，并和其中的人互动。

模拟现实的程度，可高可低，视实际情况而定。在这种方法中，受训者所面对的是与职业岗位活动相仿的情境。它允许真实的训练而不需为此训练承担花费与风险。

（7）团体辅导法。团体辅导法是指在团体情境下为团体成员提供心理帮助与指导的一种辅导形式。通常有共同问题，以小组或班级为单位，共同商讨、交流、指导和训练，帮助团体成员解决所存在的心理问题与障碍，促进他们个性的健全发展。

团体辅导法特点有：①感染力强、影响深刻。②效率高，效果明显。③适合解决发展中的共性问题，如人际交往和人际关系问题、学习适应问题、异性交往问题。④组织难度较大，对组织者要求高。

团体辅导的过程大致分为定向阶段、冲突阶段、整合阶段、成效阶段和巩固阶段。

杨安谈冥想与催眠

◆在花费时间和财力推行企业理念之前，应先通过调查了解员工的意见。如果员工对完成使命不感兴趣，认为公司价值观念毫无意义，公司远景规划毫无吸引力，公司的理念就无法发挥应有的作用。

◆在企业理念中，使用统一的概念和术语，将有助于员工理解并接受理念与能力概念，更便于他们将两者应用于实际工作中。

◆把企业理念作为布告贴在墙上，在演讲中提及，把它发表在公司业务通讯上，公布奖状，散发赞同性文章，与员工共享成功经验。传递的信息越多，它越深入人心。

企业文化建设其实就是行为催眠

企业文化是一个企业内共有的价值观、信仰和习惯体系，该体系与正式的企业结构相互作用形成行为规范；企业文化是企业成员共有的基本价值观、行为准则和人为现象的模式。企业文化包含指导人们行为的价值和标准，它决定企业的大方向。

企业文化统领诸多方面，如企业提倡什么，怎样分配资源，其组织结构、所执行的制度、所雇人员、工作与人员的配合、绩效评价与报酬、问题与机遇的确定和处理等。

企业文化的建设对员工的激励作用是十分巨大的，其实质就是行为催眠。在一个拥有良好企业文化的企业中，员工会无意识地接受行为催眠的影响进行自我激励、自我管理。

怎样进行企业文化建设，用行为催眠引导、规范企业员工的思想、行为呢？

1. 落实途径

（1）规章制度。企业理念能够落实，最重要的应该表现在企业的规章制度中，使员工的行为能够体现出企业理念的要求，如员工行为规范、公共关系规范、服务行为规范、危机管理规范、人际关系规范等。

（2）工作与决策。企业理念必须反映到企业的日常工作和决策中，企业领导应该以身作则，使员工有效仿的榜样。

（3）典礼、仪式。必不可少的各类典礼和仪式可以有效推广企业理念，丰富生动地贯彻到各个方面，如企业各类会议、展览、庆典以及企业内部外部节日等。

（4）典范、英雄。为了实施和贯彻企业理念，需要有各个部门及员工学习的榜样，树立典范或优秀人物可以让所有的员工感受到切实的影响。

（5）传播途径、教育培训。要有效地传播企业理念，共享价值体系，也为了让员工切实参与到企业文化中，就需要建立畅通而多样化的途径，如内部网络、报刊、论坛、宣传阵地，并利用这些途径经常性地对员工进行教育和培训。

2. 建设途径

（1）晨会、夕会、总结会。在每天的上班前和下班前用若干时间宣讲公司的价值观念。总结会是月度、季度、年度部门和全公司的例会，这些会议应该固定下来，成为公司的制度及企业文化的一部分。

（2）思想小结。思想小结就是定期让员工按照企业文化的内容对照自己的行为，自我评判是否做到了企业要求，又如何改进。

（3）张贴宣传企业文化的标语。把企业文化的核心观念写成标语，张贴于企业显要位置。

（4）树立先进典型，给员工树立一种形象化的行为标准和观念标志。通过典型，员工可形象具体地明白"何为工作积极""何为工作主动""何为敬业精神""何为成本观念"及"何为效率高"，从而提升员工的行为效率。上述的这些行为都是很难量化和描述的，只有通过具体人的具体做法才可使员工充分理解。

（5）权威宣讲。引入外部的权威进行宣讲是一种建设企业文化的重要方法。

（6）外出参观学习。它可以向广大员工暗示：企业管理层对员工所提出的要求是有道理的，因为别人已经做到这一点，而我们没有做到这些是因为我们努力不够，我们应该向别人学习改进工作。

（7）故事。有关企业的经典故事在企业内部流传，会起到企业文化建设的作用。

（8）建立企业创业、发展史陈列室，陈列一切与企业发展相关的物品。

（9）文体活动。文体活动指唱歌、跳舞、体育比赛、国庆晚会及元旦晚会等，在这些活动中可以把企业文化贯穿其中进行。

（10）引进新人、引进新文化。引进新员工，必然会带来新文化，新文化与旧文化融合就形成另一种新文化。

（11）开展互评活动。互评活动是员工对照企业文化要求当众评价同事工作状态，也当众评价自己做得如何，并由同事评价自己做得如何，通过互评运动，消除分歧，改正缺点，发扬优点，明辨是非。

（12）领导人的榜样作用。在企业文化形成的过程当中，领导人的榜样作用有很大的影响。

（13）创办企业报刊。企业报刊是企业文化建设的重要组成部分，也是企业文化的重要载体，还是向企业内外部所有公众和顾客宣传企业的窗口。有人总结创办企业内刊的经验是：第一，要说企业家想说的话，企业家投资办内刊，自然有其明确的价值取向；第二，续说企业家没有说完整的话，既不能把内刊办成老生常谈，更不能是报告汇编；第三，要反映广大员工的心声，因为企业文化是一个互动的过程。

杨安谈冥想与催眠

◆企业文化建设理念并不是把它形式化，停留在口号、标语层次，而是需要贯彻它，需要它对员工的理想追求进行引导。

◆企业文化建设是基于策划学、传播学的，是一种理念的策划和传播，是一种泛文化。

◆企业文化建设中要强调关心人、尊重人、理解人和信任人。

产品研发中如何运用行为催眠思维

在科学技术更新快捷、产品生命周期日益缩短的当今社会，产品研发对于企业来说有着至关重要的意义，既是企业生存与发展的需要，也是满足不断变化的市场需求的保证。然而，很多企业投入大量的资金所研发出来的很多新产品最终没有被市场所接纳。针对这种问题，可以运用行为催眠思维，有效地加强产品研发管理，尽量减少甚至避免上述现象的出现。

1. 产品研发选择的过程

（1）确定经营战略。企业在选择产品研发战略之前，首先应确定企业的经营战略，包括企业所愿意选择的目标市场、服务的顾客群体、企业长期的发展目标和方向等，同时，也应考虑到企业高层决策者的个人想法与观点。一般而言，确定经营战略时既应着眼于长期，又要针对当前的状况。

（2）进行环境分析。研发战略制定时需要对影响战略决策的各种因素进行综合考虑，通常包括企业外部环境与内部条件两方面因素。

外部环境分析主要涉及企业不可控制的微观环境和宏观环境。微观环境包括市场状况、竞争状况、消费者状况等；宏观环境包括宏观经济形势、科学技术能发展趋势、政府有关的法律法规等。而内部条件分析主要针对的是企业内部的名种可控因素，如企业的技术力量、资金实力、现有资源等。

（3）形成研发战略。不论产品研发采取何种战略形式，它都应包括以下基本内容：确定需要研发的产品类型与对应的目标市场；制定产品研发的目标；为实施上述目标的具体行动计划；研发人员的配备与研发资金的预算等。此外，为了更有效地应对内外部环境的变化，企业还应该制订备选方案与应急措施、跟踪计划等。

2.产品研发过程管理

产品的研发过程一般要经过以下四步，对于企业来说，重要的是如何有效地对这些步骤进行管理和控制。

（1）构思及筛选。产品的研发过程是从产品的构思开始的，大部分产品在产生之前往往只是一个构思或设想。这些构思或设想可能源于消费者、竞争者、中间商、营销人员、科研人员、策划公司、科研单位等。现在有很多国内外的大企业通过各种方法来激发和寻求构思与创意，例如"头脑风暴法"等。

当企业已收集大量新颖的构思之后，由于企业本身资源和财力的限制性，再加上构思自身的可行性问题，企业需要对这些构思进行筛选和取舍。筛选时可考虑从以下两个角度对构思进行评估：一是企业是否具备足够实力去开发该构思；二是当构思演化成新产品以后，新产品的市场潜力、竞争能力以及盈利能力如何。通过筛选与取舍，最终企业将会甄别出最合适的构思作为研发的对象。

（2）可行性分析。当企业将相关的构思确定成产品概念以后，这时候就需要对新产品的研发进行可行性分析。产品研发的可行性分析是指针对待开发的新产品从收益、成本和利润方面所进行的盈亏分析，以决定是否具有研发的必要性。可行性分析在整个研发过程管理中处于十分关键的地位，因为不具备商业价值的新产品如果研制成功，不仅不能给企业带来新的利润增长点，反而会耗费大量的研发资金，成为企业经营中的一种负担。

（3）产品研制。如果新产品的研发通过了可行性分析，下面企业的研发部门及技术部门应通过设计和试制活动使产品概念转化成现实产品，进入实体产品研制阶段。一般产品研制会经历新产品设计、试制、测试和鉴定四个具体阶段，其所花费的投资和投入的时间在整个研发过程中是属于最多的，有资料显示将占据总体开发费用和时间的 40% ~50%。而且对企业的科研实力和技术水平要求也甚高，现实生活中，企业通常采用以下两种方法来进行实体产品的研制：一是交由企业自己设置的研发部门来负责；二是将研制任务外包给专业的科研机构。每种方法都具备各自的优缺点，企业可按自身情况选择合适的研制方式。

（4）正式上市。研发出的新产品在正式上市之前，往往需要先行进行市场试销，其目的在于通过市场试销了解消费者和中间商购买和使用此新产品的实际情况以及在新产品营销过程中所出现的某些问题。市场试销的效果通常是企业决定新产品是否正式上市的重要依据，同时也为产品本身的完善和营销策略的改进提供启示。正式上市即正式向市场推出试销成功的新产品，此阶段企业运作的好坏将直接决定市场对新产品的认知程度和接受程度，因此企业往往会综合考虑产品投放时机与投放区域的合理性，目标市场选择的科学性，并制定相配套的营销组合策略来配合新产品的上市。

总之，就像行为催眠思维应该因人而异、因时地制宜一样，企业也应根据其总体经营战略来选择产品研发的形式，根据企业的外部环境和内部条件来进行合适的产品研发过程管理。

◆在竞争日益激烈的市场经济条件下，产品研发已成为企业发展的一项重要职能，所以企业必须认真地组织好产品的研发工作。

◆企业的研发战略决定了企业研发工作的主攻方向，企业应根据自身的实力与特点选择不同的研发战略，这是一个关乎企业生存与发展的关键决策。

◆企业的产品研发组织与其他管理组织相比，存在着很大的不同，一般管理组织强调组织机构的严谨性与科学性，保证经营策略和规章制度的贯彻实施，而研发组织尤其注重创新。

客户服务中的行为催眠新思维

客户服务就是服务机构或人员为客户提供服务、满足客户需求的活动。其目标是为客户创造良好的服务体验和服务感知，达成客户满意和客户忠诚，从而挖掘和开发客户的潜在价值。

客户服务可能是面对面的，也可能不是面对面的。其活动包括向客户介绍及说明，提供相关的资讯，接受客户的询问或预订，运送安装产品或传递服务给客户，接受并处理客户抱怨及改进意见，产品的退货或修理，等等。

客户服务不仅存在于第三产业，无论是哪个产业的活动都离不开生产、分配、交换、消费四个环节，而在这四个环节中每个环节都存在着客户服务。这四个环节中每个环节都涉及行为，也都可以应用行为催眠新思维。

1. 客户服务的重要性

（1）客户服务已经成为市场竞争的焦点。随着科学技术的进步，服务机构之间生产技术的差异缩小、产品质量的差别越来越小，且产能过剩也很普遍，因此，优质的服务已经成为现代竞争的重要手段和焦点。

（2）客户服务已经成为服务机构形象的窗口。服务的好与坏代表着一个服务机构的整体形象、综合素质和经营理念。优质服务有利于塑造服务机构的良好形象，提高服务机构的知名度和美誉度。

（3）客户服务是争取和保持客户的重要手段。市场的竞争实际上就是争夺客户的竞争。谁能不断为客户提供满意的服务，谁就能赢得客户，客户也才会最终成为其忠诚客户。

（4）客户服务已经成为影响服务机构经营效益的关键。随着生活水平的普遍提高，支付能力的增强，客户越来越心甘情愿为获得高档、优质的服务而多花钱。这样，通过提供优质服务，服务机构自然可以提高产品售价，获得更多的利润。

此外，服务还是投入成本较低、产出较大的竞争手段。改善服务人员的服务态度，实行微笑服务，并没有增加服务机构的成本，却可以提高客户的满意度、忠诚度。

2. 用行为催眠新思维进行优化企业客户服务的过程

企业客户服务优化的过程，主要包括以下流程。

（1）收集、分析和整理客户服务需求。收集和确认各种客户服务需求，提出满足客户需求的核心服务功能，分解每种服务功能包含的服务活动，分析每种服务活动的资源消耗，形成由服务需求、服务功能、服务活动和资源消耗集合及其关系组成的统一的核心服务功能描述。

（2）服务概念的构思、评估、筛选。针对服务需求提出相应服务功能和服务概念，从竞争对手服务策略、客户心理、市场影响等多方面进行评估，并做出选择。

（3）客户服务族的设计。基于核心客户服务功能，可以设计和扩展出新的客户服务。加强对核心服务功能的扩展、组合、打包等操作。通过操作可以形成客户服务族，它是客户服务的集合。

（4）客户服务策略制定。按照客户的行为和关系状态将客户划分为多个层级的客户细分。

根据不同层中客户的服务需求状况，竞争对手的服务策略等因素，可以为不同层的客户配置不同的服务。不同的配置方案形成不同的客户服务策略，一般可划分为强制性配置和非强制性配置两类。

①强制性配置即该服务是配置给该层客户的强制性服务，如果客户进入该层，则企业必须提供这些服务。

②非强制性配置即该服务是配置给该层的非强制性服务，进入该层的客户有可能享受这些服务，如果服务能力无法覆盖层中所有客户的话，企业将根据客户识别的结果选择服务目标客户。

（5）客户服务策略模拟实施。应用客户服务请求的历史数据和离散事件模拟、排队论等方法，可以在计算机系统中模拟各种客户服务策略的运行，并预测各种创新服务和服务策略对企业的服务能力、服务成本约束、客户的平均等待时间、平均队长等影响。据此评估与选择适宜的服务策略。

（6）客户服务策略实际实施。在小范围市场中测试新服务和服务策略的效果，根据市场反应和效果，调整、落进，并在更大范围内推广实施客户服务策略。

客户满意度可以反映出企业提供的产品或服务满足客户需求的成效。客户服务中，需要提高客户满意度。

3.用行为催眠新思维提高客户服务质量和客户满意度的关键要素

（1）客户参与产品开发。许多企业以客户调查来检查客户满意度，却不了解客户已经日渐细分化而且倾向参与设计属于自己的产品过程。因此，企业进行客户满意度管理的第一步就是要重新思考它与客户之间的关系，把客户视为产品创新的伙伴。

（2）客户接触点建设。只要客户觉察到他们的需求是被个别关注且被迅速满足的，客户就会对企业的产品和服务感到满意。要在企业内部建立跨部门的合作机制，减少客户与解决客户问题的员工之间的层级。

（3）流程再造。在整个与客户接触互动的过程中以客户满意为目标，调整企业各个运营环节，向客户提供增值资讯及服务，以增加客户满意度并留住老客户。

（4）销售人员能力建设。拥有最优秀员工的企业会拥有最好的客户。要认识到员工的重要性，对待员工要与对待客户一样，重视员工本身的需要和期望，帮助员工，使其服务水平和自身能力都得到有效提升。

（5）销售方式的创新。产品越来越丰富，仅靠品质和服务已经难以抵挡客户的多变选择，只有与客户建立休戚与共的情感联系才可能持久维系客户忠诚度。

通过以上五个关键指标的改变，可以极大地提高客户服务质量，提升客户的满意度。

杨安谈冥想与催眠

◆客户是服务机构的生命之源。谁拥有客户，谁就拥有市场。

◆企业客户服务优化是理解客户服务需求、细分客户群、为客户提供有竞争力服务的过程，同时它与产品发展战略紧密联系，企业必须快速、有效地创新服务以支持产品的发展。

◆许多以优质服务著称的服务机构，都非常重视为客户提供高技能的、高质量的、高效率的、安全舒适的服务，以增加积极的口碑，从而降低招揽新客户的压力和再次服务的开支。

使企业的发展战略成为催眠工具

企业发展始终是企业追求的长期目标，企业发展战略主要针对未来的发展目标，结合面临的外部环境和企业内部条件，探讨企业如何在未来的竞争中获得竞争优势，从而使企业不断发展壮大。根据企业的战略分析和追求的战略目标，可供选择的发展战略类型有单一化、一体化、多元化和国际化发展战略。

企业发展战略是企业战略中最重要的一种，是对企业发展中整体性、长期性、基本性问题的谋略，是企业最基本的战略。企业发展战略是企业的灵魂，是企业发展方向的启明星，也是企业实现竞争并取胜的最高纲领。因此，使企业发展战略成为催眠工具，能够积极促进企业的成长、壮大。

企业发展战略的设计视企业所处外部环境和所拥有的内部资源条件的差异，可以有不同的选择，其基本类型有以下几种。

1. 密集型发展战略

密集型发展战略，是指企业现有产品与市场尚有发展潜力，于是充分挖掘自身潜力，实现自我发展的战略。这种战略又可分为三种。

（1）市场渗透战略。它是指企业利用自己在原有市场上的优势，积极扩大经营规模和生产能力，不断提高市场占有率和销售增长率，促使企业不断发展。

（2）产品发展战略。它是指现有企业依靠自己的力量，努力改进老产品、开发新产品、发展新品种、提高产品质量，从而使现有企业不断地成长和发展。这种策略一般适用于技术力量较强和技术基础较好的企业。

（3）市场发展战略。该战略又叫市场开发战略，是指企业在原有市场的基础上，去寻找和开拓新的市场，进一步扩大产品的销售，从而促进企业持续成长和发展。

2. 赶超型发展战略

赶超型发展战略，是指处于行业下游水平的企业为了取得行业领先地位而采取的一系列战略。这种战略可分为以下三种。

（1）逐步型赶超战略。就是在巩固企业在该行业现有水平的基础上逐步上升和发展。这种企业现有实力一般较弱，要通过积累力量，一步一个台阶地向前发展。

（2）跳跃型赶超战略。就是在现有水平的基础上，不是逐步上升，而是超越两级以上向前发展。这样的发展速度较快，需要有较强的后劲、较好的资金来源，技术水平在短期内有较大的提高，整体素质有较大提高，竞争能力明显增强，只有具备了这些条件，才有可能实行这种战略。

（3）爆发式赶超战略。就是从企业日前所处的位置上一举达到同行业先进水平。这种发展战略的成功，需要企业有极为特殊的市场机遇，有特殊的手段，有较高水平的技术储备，有卓越的管理水平。

3. 一体化发展战略

一体化发展战略是指企业充分利用自己在产品、技术、市场上的优势，根据物质流动的方向，使企业不断地向深度和广度发展的一种战略。具体形式有以下三种。

（1）水平一体化发展。它是指把性质相同、生产或提供同类产品的企业联合起来，组成联合体，以促进企业更高程度的规模经济和迅速发展的一种策略。

（2）后向一体化发展。它是指企业产品在市场上拥有明显优势，可继续扩大生产，打开销路，但是由于协作配套企业的材料、外购件供应跟不上或成本过高，影响企业的进一步发展，在这种情况下，企业可以依靠自己的力量，扩大经营规模，自己生产材料或配套零部件，也可以把原来协作配套的企业通过联合或兼并的方式组织起来，组成联合体，统一规划和发展。

（3）前向一体化发展。指生产原材料或半成品的企业，根据市场需要和生产技术可能条件，充分利用自己在原材料、半成品方面的优势和潜力，决定由自己制造成品，或者与成品厂合作，组建经济联合体，以促进企业不断地成长和发展。

4. 多样化发展战略

多样化发展战略，是指企业为了更多地占领市场、开拓新市场，或避免经营单一事业的风险，往往会选择进入新的事业领域，而这一领域可能与原来经营事业联系不大，这一战略就是多样化发展战略。其具体形式有以下三种。

（1）同心圆多样化发展。它是指企业充分利用自己在技术上的优势及生产潜力，以生产某一主要产品为圆心，充分利用该产品在技术上的优点和特点，积极地去生产与此技术相近的不同产品，不断地向外扩张，向多品种方向发展。

（2）水平多样化发展。即企业利用原有市场优势，充分利用用户的需要和动机，同时生产不同技术的产品，扩大经营跨行业产品的战略。这种发展策略在国外是相当普遍的。

（3）混合多样化发展。它是一种积极发展与原有产品、技术、市场都没有直接联系的事业，生产和销售不同行业产品的增长战略。

由于不同时期企业所处的客观环境不同，企业生存与发展的道路也会不一样，但无论如何，要使企业发展战略获得成功，需要经过必要的准备，经历一些必要的阶段。

第一，准备阶段。在这一阶段是为发展战略的实施准备条件，包括确定整个企业的发展方针、明确实现目标的期限和途径、筹措支持发展的资金、在企业组织方面做出相应调整与变革。

第二，启动阶段。在这一阶段会出现销售额突然提高、利润大幅上升等现象，然而由于事先准备不足或各种难以预料的事件的发生，在管理上、组织上会出现瓶颈现象，某些方面的矛盾、冲突的加剧可能会抵消扩张带来的好处，因此是艰难阶段。

第三，渗透阶段。此阶段销售量、利润可望继续保持上升势头，企业在管理、组织上存在的问题逐步得到解决，企业经营进入了良性循环，在市场上已确立了其竞争优势地位，许多矛盾、冲突也已调和、解决，企业整个发展势头良好。

第四，加速增长阶段。发展战略的效能在这一阶段得以充分显示出来，企业完全适应高速增长的状态，这一阶段是企业的黄金时期，其利润率水平也达到最高。在这一阶段持续了一定时间以后，这种优势逐渐减弱，预示着这一轮发展已过高峰，需要增添新的发展动力。

第五，过渡阶段。这一阶段需要企业做出新的发展决策，为下一轮的发展打好基础，如果过渡得好，可使企业及早进入新一轮的发展时期。

杨安谈冥想与催眠

◆企业可以通过战略的调整来适应环境的变化，以获得竞争优势。

◆发展战略的最终目标在于促使企业不断发展壮大。企业只有发展才能做大做强自己，才能在发展中抓住机遇，才能在发展中摆脱危机，战胜竞争对手，因此发展理念应贯穿企业经营的始终。

◆真正能够形成国际竞争优势的是企业的发展战略。因为在经营管理层次，由于企业之间的激烈竞争和优势企业之间在竞争中的相互学习，已使竞争性企业之间的差别不大，而企业之间真正不容易学习或模仿的差别是企业竞争战略和发展战略。

品牌建设要追求对市场的催眠效果

品牌是一种无形资产。对品牌的建设，要追求对市场的催眠效果，才能收获更理想的效果。

关于品牌资产的建设，可以归纳为七项指标，即品牌知名度、识别度、理解度、美誉度、偏好度、认同度、忠诚度。

品牌建设的七项指标在品牌营销中的地位和作用是有差异的，但其在品牌营销中的作用却是不可或缺的。它们分别在不同层面积累着品牌资产，是品牌资产成功建设的七大源头。

1. 品牌知名度——品名

品名的传播形成的是品牌知名度，这是品牌与产品营销的基础和起点，没有知名度一切将无从谈起。品牌知名度可以分成第一提及知名度、未提示知名度和提示知名度三个层面：自然状态下的第一提及知名度越高，品牌知名度的资产价值越大；未提示状态下自然提及但不一定是第一提及的知名度价值也较高；提示以后才知晓的品牌，知名度资产价值比较低；而提示后仍然不知晓的品牌是没有品牌知名度资产的。

2. 品牌识别度——品记

品记的传播形成的是品牌识别度，它在知晓品牌的基础上，在众多品牌中凸显本品牌，使公众和顾客能够识别并确认本品牌。

3. 品牌理解度——品类

品类的传播形成的是品牌理解度，它将品牌与具体的产品类别联系起来，使得品牌概念具体化。

4. 品牌美誉度——品质

品质的塑造与传播形成的是品牌美誉度。它既是公众建立在品牌关注和消费体验基础上形成的理性评价，又是顾客是否对品牌及其产品进行货币投票决策的重要影响因素。一般而言，在价格同等的条件下消费者总是选择品质好的品牌。

5. 品牌偏好度——品值

品值的营造与传播形成的是品牌偏好度。不同的群体有不同的生活方式、心灵空间与审美情趣，因此独特的品值会得到独特消费者的偏爱，从而形成品牌偏好度。由品值产生的品牌偏好度，既源于客观理性认知，也源于主观感性认知。其中，品牌核心价值中的物理价值主要由消费者通过理性认知作出品牌偏好评价。

6. 品牌认同度——品德

品德的宣传与传播形成的是品牌认同度。优秀的企业文化、正确的经营理念，总是会得到公众认可和赞许。但是，品牌认同度是否牢固，能否从认同度进一步提升为忠诚度，不仅要看品德的宣传，更要看品德的实际表现。

7. 品牌忠诚度——品行

品行的传播，尤其是公众、消费者之间的人际传播、VI（视觉识别系统）传播，形成的是品牌忠诚度。时刻把用户利益放在第一位，坚持用户利益高于企业利益，在实际的企业行为、公众行为中一贯维护用户利益、公众利益，将会得到更多的品牌忠诚，而品牌忠诚是品牌营销的最高境界。

从品牌知名度、识别度、理解度、美誉度、偏好度、认同度到忠诚度，是一个循序渐进的过程，上一步是下一步的基础，下一步是上一步的提升，其间不可断裂、不可跨越，直至达到品牌忠诚度的最高境界。

如果一个品牌能在这七个方面达到比较好的指标值，其品牌就具有了对市场的催眠力，就有一定的生存能力，具有一定的市场攻击力，形成一定的产品市场占有率。但缺乏品牌认同度和忠诚度，尚不能形成长期、稳固、持续的市场竞争力，形成产品的市场生命力和品牌生命力。只有在此基础上再提升品牌认同度与忠诚度，才会形成品牌生命力，达到品牌营销的最高境界。

杨安谈冥想与催眠

◆品牌知名度、识别度、理解度、美誉度、偏好度、认同度与忠诚度的积累可以形成品牌生存力。

◆品牌建设是一项系统工程，它涉及企业各层级、各部门人员以及企业战略决策、技术研发、营销策划、生产制造、广告宣传、销售业务、售后服务等企业活动全过程。

◆不只是企业的某一两个人、某一两个部门要对品牌负责，而是企业的每一个人、每一个部门、每一个环节都对品牌建设负有责任，这既不是推卸责任的套话，也不是言之无物的空话，而是各负其责的实话。

广告宣传就是催眠潜在顾客

广告宣传与企业市场营销相结合，是指广告主以付费的方式，通过特定的媒体，向目标市场传递有关商品、服务、观念等方面的信息，以打动顾客，吸引购买的一种促销手段。作为一种信息传播活动，广告宣传就是催眠潜在顾客。

和其他促销方式相比，广告宣传的催眠有它自己的特点。

1. 广告宣传催眠的特点

（1）信息的群体传播催眠。广告宣传通过大众传播媒介，可以将企业及产品信息传递给广大的消费者。信息接收是一个范围广泛的群体，它不仅包括现实的顾客，而且包括潜在的顾客，从而必然提高促销信息的传播效果。尽管一次支付广告宣传的费用可能是很高的，但接收促销信息的人均费用要比人员推销费用低得多。因此，适于广告宣传促销的产品利用广告宣传方式促销，是最符合经济效益原则的。

（2）促销效用滞后，主要催眠潜在顾客。广告传递信息的目的是刺激需求、促成购买，但广告宣传与购买行为往往存在着时间上的分离。晚间的电视广告促销与顾客白天的购买行为不是同时进行的。多数消费者都是在接收广告促销信息后加深印象，记住广告宣传的企业名称、产品品牌、生产厂家、价格等，为以后购买提供依据。可见，广告的促销效用具有一定的滞后性，即广告对消费者态度和购买行为的影响难以立即见效，而是延续一段时间，因此，广告宣传主要是催眠潜在顾客。

（3）促进迅速达成交易的催眠。各种促销形式往往是相互补充、相互促进的。广告宣传对于人员推销的补充和促进效果就很明显。广告介绍了几种产品知识，指导消费者选购、使用、保养和维护商品，这就激发了顾客对商品的兴趣。当推销员与顾客面对面地洽谈时，由于有了广告宣传的促销基础，不仅能缩短介绍过程，而且能强化说服力，促其迅速达成交易。

广告宣传的媒介是广告者用来传播广告信息的各种物质技术手段，包括报纸、杂志、广播、电视、邮寄品、路牌、橱窗、车辆、柜台等。广告媒介是广告者与广告对象之间信息沟通的桥梁。

2. 广告宣传催眠的媒介

（1）报纸广告。

优点：接触面广、影响面大、覆盖面宽、传播迅速、信息量大、对地区和读者选择灵活、读者阶层相对稳定、使用灵活、制作简便、发布及时、读者接收方便、可借助报纸的声誉增强广告效果、成本低。

缺点：寿命短、内容庞杂、注目率低、印刷不精美、文盲和不读报的人无法接收信息、不具有动态和声音特性、易受同版面其他广告的影响。比如，在一份时政报纸中缝插放的医疗广告等，往往使阅读者的阅读满足感下降。

（2）杂志广告。

优点：覆盖范围广、信息量较大、对地区和读者选择性强、读者阶层相对稳定、读者对象较明确、读者接收方便、可保存、方便传阅、有重复阅读的可能性、可借助刊物的声望增强广告效果、注目率高、便于查阅、能有效地运用色彩、印刷精美、易于测定效果。

缺点：发布不及时、读者数量有限、影响范围有限、版面编排缺乏灵活性、没有声音和动态效果、易受同刊其他广告的影响、成本较报纸广告高。

（3）广播广告。

优点：传播范围广、传播迅速、对地区和听众选择性强、发布及时、灵活性大、形式多样、能充分发挥声音效果、重复性强、制作简单、听众可下意识地接收信息、听众可充分发挥想象力、成本较电视广告低。

缺点：信息量小、寿命短、遗忘率高、没有形象效果、听众接收信息有时是被动的、效果不易测定。

（4）电视广告。

优点：传播范围广，对地区、人口选择灵活，文盲也可以接收信息，文字、声音、图像、色彩并茂，直观、形象、生动并具趣味性、知识性和艺术性，表现力强，手法灵活多样，印象深刻，吸引力强，注目率高，感染力强，重复性强，可信度高，观众对广告接受具有同时性，有助于产品声望的提高，人均成本低。

缺点：观众阶层不稳定、效果受收视率影响、发布不及时、遗忘率高、制作复杂、总成本高、效果难以测定。

（5）邮寄广告。

优点：对地区和读者选择性强、针对性强、广告对象明确、发布及时、传播迅速、信息全面、篇幅、形态自由、预防和保护性强、读者接收方便、效果易测定。

缺点：有损耗、可信度不高、目标难于确定。

（6）户外广告。

户外广告主要包括路牌广告、招贴广告、霓虹灯广告、灯箱广告、空中广告、球场广告、公共场所广告、建筑物广告等。

优点：寿命长、对篇幅和形式选择灵活、设计灵活、注目率高、能自然给人留下印象、重复性强、受其他广告影响小、兼有美化环境和市容的作用。

缺点：信息量有限、理想地点较难寻找、效果不易测定。

（7）交通广告。

笼统地讲，交通广告属于户外广告的范畴，但由于它具有自身独特性质，故将其单独做一介绍。

优点：除具备上述户外广告的优点外，还具备接触面广、阅读对象广泛、制作简单、成本低，对以城市为重点的广告宣传效果更佳等优点。

缺点：除具有上述户外广告的缺点外，还有接触时间短、针对性不强、理想路线选择困难等缺点。

（8）销售点广告。

销售点广告的主要类型有销售点柜台广告、货架广告、橱窗广告、悬挂广告、墙面广告、地面广告、动态广告、实物广告、招牌广告、刊物广告、传单广告、有线广播广告、录像广告，甚至真人广告等。

优点：广告、商品、消费者处于同一环境下，给消费者的印象深刻，对消费者的影响直接、形态及方式发挥自由、有助于促成消费者的即时购买、成本伸缩性大、效果易测定。

缺点：不宜同时做多个同类产品广告，否则易发生干扰。

（9）包装广告。

优点：包装、商品、广告三位一体。因包装属于产品的一部分，故包装广告比其他形式的广告更具亲近感，能够美化商品、形式多样，费用计入产品成本，不必另外支出。

缺点：注目率不高、有损耗。

（10）礼品广告。

优点：吸引力强、可保存、重复性强、寿命长、设计灵活实用。

缺点：接触面不宽、信息量小。

广告传播媒介尽管多种多样，但在具体运用过程中，必须根据实际情况，合理选择和搭配，以求用尽可能低的广告费用，催眠尽可能多的潜在客户，取得尽可能好的广告效果。

杨安谈冥想与催眠

◆广告宣传应科学地运用促销功能，使之更好地为建设社会主义物质文明和精神文明服务。

◆广告的生命在于真实。企业进行广告宣传，必须实事求是地向消费者介绍产品的特点和使用价值，切不可采取欺骗的手段，溢美掩丑，哗众取宠，损害消费者的利益。

◆广告形式应不断创新，从而达到既能指导消费者，又能丰富和更新人们的精神生活的目的。

企业管理者要成为催眠大师

催眠应用广泛，并且取得了不错的效果。在企业管理中，如果一位企业管理者成为催眠大师，也会极大地提升管理效能。

1. 以理服人

在管理上表现为人性化、合理化、制度化。以情为先，所重在理，以理服人，即德治。德治是以仁为本的内质与以礼为制的形式之间的高度统一。制度要经常调整，以求合理。

2. 注重人性

在对人的管理中，了解人性，了解人的需要与付出的辩证关系。人具有创造和分享企业价值的对立统一性，管理的目的和任务就是协调人之间的对立性，具体地，就是要使企业对价值的追求过程和结果尽可能地完善，这表明人是一切管理内容的首位，并贯穿于管理的理念、思维、行为的所有过程之中。

3. 不断创新、不断学习是动力，创新是关键

跨世纪的年代是多变的年代，唯一不变的是变。任何已有的和常规的管理模式都将被创新的管理模式所取代，管理创新是管理的"主旋律"，渗透于整个管理之中。

4. 给予工作和让其工作的方法

让员工从事没有趣味、乏味的工作是很困难的。作为管理者，最重要的工作就是正确地描绘和传达企业理念，即以管理者为中心，把每个人的开发目标统一到企业理念这个大方向上来。

在统一的过程中，应当完成的任务是把握组成人员的能力类型。每个人的能力类型都存在着不同程度的差异，其中有许多差异连自己也很难断定，进入企业的新职员更是如此。在这种情况下，必须细心追踪员工的成长过程，按照自己的方式把握和测定员工的能力类型。

5. 拘谨的气氛会使大脑运转失灵

动物如果完全处在恐怖和不安的状态中，其行动就会变得僵化，体内激素和血液的分泌循环就会出现恶化，心脏跳动也就不再那么顺畅。在这种情况下，人的语言也变得不通顺，常常说出不该说的事、表现出所谓不知所措的样子。心情紧张对创造性影响极大，在心情紧张的状态中发挥创造性是没有希望的。

但是，轻松愉快不等于是软绵绵，在严格接触和严格的气氛中取得宽松并让人领会工作的方法是必要的。

6. 重视情报激励

企业内部情报交流的方式用一句话难以说明，全体职员都了解所有情报这一点在实施上是根本不可能的。情报不畅可能导致许多问题，比如，有许多管理者抱怨被蒙在鼓里，被淹没在没有用的情报中。原因有很多，或者是因为让他们知道也不起作用而没有让他们知道，或者是忘记了互惠互利原则，

由于其中的一种原因造成信息不灵的情况是很多的。

可以把各部门运营期间的重点管理目标实行组织化，建立组织目标图，以便事先对各部门管理者进行配置。除此之外，还有一种"悄悄话战术"。"悄悄话"是一种无论在走廊还是在食堂，只要碰面时，都能及时通过三言两语进行情报交流的方法。

情报就是信息资料的选择，到手的资料只有经过选择才能成为情报，因而必须传递经过选择的情报。

在这方面需要进行相当的训练，必须事先懂得各个部门的重要问题是什么，这可以从事先建立起来的目标组织图中找到。对于创造性来说，重要的情报是第一手的。同时，如果使用没经过筛选的材料，在认识与解决问题时就会产生偏颇。让众多的资料本身说话，倾听其呼声，这是成功管理的基础。

7. 运用具有催眠效果的话术

（1）善于利用"热词"。所谓"热词"，就是能调动听者感情的词。

（2）利用带有强烈催眠色彩的副词。这类词一般为显然地、明显地、肯定地、确确实实地等。

（3）运用比较性词语。比较性词语，毫无疑问就是让听者去比较。这类词一般为"更""较""越来越"等。

杨安谈冥想与催眠

◆管理者应以庄严的态度，由内而外，务使自己心存"仁"，而臻于管理人性化。

◆催眠话术有助于人与人之间的沟通与信任。

◆催眠和理智并不矛盾。也就是说，你的顾客可以同时既处于高度的理智又处于催眠状态之中。催眠可以引发想象力和购买欲，但它不能凌驾于理智和逻辑之上。

第八章

行为催眠在营销中的运用

对企业而言，营销是离钱最近的环节。将催眠理念用于市场营销，必将极大地挖掘销售潜力，获取更大的利润。

基于催眠理论设计营销计划

营销计划，属于企业的职能计划范畴，是企业营销战略的重要体现之一，是企业整体战略规划在营销领域的具体化。

具体来说，营销计划是指企业从满足消费者需要出发制订的，关于企业产品、定价、分销、促销或品牌等营销方面的，对未来一定时期市场营销活动的规划和策略。

其主要内容包括两个基本问题：一是企业的营销目标是什么；二是如何实现营销目标。也就是说，在企业的营销活动开始之前，首先要明确营销活动的目的以及达到这种目的的行为，而这正是营销计划所要解决的问题。这些问题与催眠理论相适应。基于催眠理论对营销计划进行设计可以使问题得到更好更快的解决。

1. 营销计划的设计程序

拟订营销计划的整体步骤如下：

（1）思考下列问题。

①本企业开发市场的目标在哪里？

②本企业想开发及营销什么样的产品？

③谁是本企业的潜在顾客？顾客在哪里（细分市场）？顾客的收入及购买力怎样？

④目前产品的分销过程是怎样的？

⑤目前产品是否通过业务代表或经销商销售？

⑥目前产品如何定价？

⑦竞争者的做法如何？

⑧本公司目前的市场占有率如何？

⑨原先是否制订营销计划？其成功或失败的因素是什么？

⑩本公司为营销计划所界定的成功标准是什么？

（2）市场研究。

如果公司的营销企划人员对于第一个步骤的大多数问题未能立即给出具体的答案及解决方案，就必须先找到市场研究方面的答案。必要时不妨通过专业的市场研究机构或市场调查公司，协助寻找答案。无论研究结果如何，一定要记住：一切以公司的目标为主。

（3）拟订营销计划。

①确立营销目标（包括销售量与销售收入、利润、市场占有率等）；

②阐述产品特性、效益、定位以及产品能满足顾客的何种需求；

③描述顾客的区域分布、顾客的基本特征与顾客形态；

④规划产品的分销过程，货物流通的实体分配；

⑤说明目前的定价过程及依据，提出价格保持不变或建议有所变动的原因；

⑥拟定分销渠道；

⑦拟定产品促销的整体组合策略；

⑧指出竞争因素对本项营销计划的影响；

⑨说明目标市场的同行竞争态势，并拟订战略竞争对手的具体方案；

⑩设计整体营销战略系统与竞争性营销策略。

2. 营销计划行动方案

营销计划要转化成具体的可执行的活动，内容包括：

（1）要做些什么？

（2）何时开始，何时完成？

（3）由谁负责？

（4）需要多少成本？

在营销计划中，需要按上述问题把每项活动都列出详细的程序表，以便于执行和检查。

行动方案可使有关管理人员能汇编一个支持该方案的预算，此预算基本为一项预计的盈亏报表。在收入方面，它列出按实物单位计的预计销售量和实际平均价格。在支出方，它列出生产、实体分配市场营销的费用，并分成细目加以详列。收入与支出之差就是预计利润，上级管理部门将审查这个预算并加以修改或批准，一旦批准后，此预算便成为制订计划和安排材料采购、生产进度、劳工招聘和市场营销作业的基础。

3. 控制

营销计划的最后一部分是检查和监督，用以监督计划的进程。上一级管理者每期都要审查企业各部门的业务实绩，找出达到或未达到预期目标的部门。凡未完成计划的部门，其主管人员必须说明原因，并提出改进措施，以争取实现预期的目标，从而使组成整个营销计划的各个部门的工作受到有效的控制，保证整个计划能井然有序、卓有成效地付诸实施。

杨安谈冥想与催眠

◆在计划中要对市场机会和风险以及面临的问题进行科学的、详细的预测分析和判断。

◆营销计划使得营销活动变得经济合理。

◆营销计划使企业内部各部门、各层次、各方面之间保持协调一致，使众人的努力形成一种合力，从而促使营销目标的实现。

运用行为催眠术使潜在客户心甘情愿

如果你能使潜在客户感兴趣，你将会发掘更多的新客户，发现更多的需求，传输更多的价值，达成更多的目标，因此，你的销售业绩将会大幅增长。

好奇心是人类一种非常强烈的感情，同时也是推动销售进程的催化剂。但在销售过程中仍然存在下列问题：怎样引起潜在客户的兴趣？可以通过运用行为催眠术使潜在客户心甘情愿。

诱导好奇心的因素共有五个，称为好奇心诱导因素，这五个因素分别是煽动性问题、部分信息、价值展示、新奇性及推动力。

1. 煽动性问题的行为催眠

煽动性问题（和煽动性陈述）旨在引起人们的兴趣，促使人们想知道为什么你要如此问或如此说。抓住别人的时间和引起其关注的最简单方法是问："你猜怎么着？"这就是煽动性问题的实例，能够促使人们想去了解"是什么"。同样，当你问"我能问你一个问题吗"时，也会产生同样的效果，无论是谁都一定会回答"可以"，但同时他们也开始猜测你准备问什么。这是人的本性。

其实除了在销售初期引起客户的兴趣以外，在随后的销售过程中也有很多机会利用煽动性问题和陈述来引导潜在客户做出有利决定，这样的例子数不胜数。

2. 部分信息的行为催眠

普通销售人员试图满足潜在客户的好奇心，顶尖销售人员试图引起潜在客户更大的好奇心。

如果希望你的客户有深入了解信息的愿望，那么你就不要预先告诉他们你所知道的一切信息，你必须学会吊足他们的胃口。也就是，分享足够信息引起他们的兴趣并与你交流价值，但要把握好尺度，不能削弱促使客户向下一步销售进程迈进的动力。

"部分信息"在销售过程后期是一种非常有效的策略。好奇心能促使潜在客户参加介绍会，也能使决策者坐在谈判桌边——规划采购细节。

一些销售人员对"部分信息"的概念提出了质疑：他们担心保留一些信息会违背整体性或看上去不专业。如果你有类似想法，不妨试想一下：你与一位陌生客户的最初交流通常会持续多长时间？ 5 分钟、10 分钟还是 15 分钟？潜在客户很忙，事实上对于销售人员来说，不可能在如此有限的时间内清晰表达出其方案的价值。你不可能在一次会面或销售电话中覆盖所有特色、价值、成本比较、配置细节、升级选择、支持选择和保修信息等。因此，销售人员总是倾向于采取部分信息的传达方式，无论是否喜欢这种方式。现在的问题是，你所说的能满足潜在客户的好奇心吗？或能使潜在客户想了解更多吗？

采用传达部分信息引起客户兴趣需要注意的一点是：切忌表达含混不清。潜在客户会把太过含糊的信息视为欺诈或不重要的信息。

3. 价值展示的行为催眠

另一种引起客户兴趣的方法是采用"价值展示"。这是一种很好的策略，因为在潜在客户面前展示有价值的信息，会促使他们想了解更多信息。当然，如果他们要求更多信息，你就达到了主要目的。你已经引起潜在客户的足够兴趣来邀请你进一步讨论其需求与你的方案之间的吻合度。这种方法实际上结合了煽动性问题和部分信息的方式，向潜在客户展示他们也可获得的价值。

4. 新奇性的行为催眠

新事物总是令人兴奋的，人们总是想"一探究竟"。更重要的是，他们不想落伍。也许这可以解释为什么潜在客户和客户对于新产品和即将发布的公告信息总是不满足，同样，这也为你提供了约见潜在客户（或重新约见老客户）的机遇。

5. 推动力

最后但很重要的一点是，推动力是一个极有影响力的兴趣诱导因素。销售人员可借助推动力抓住潜在客户的注意力。在销售中你可以试着说："坦白说来，客户先生，我们已经找到解决贵方行业中许多客户目前面临的一系列具体问题的解决方法。"潜在客户会问："什么问题？"

当潜在客户听到你能解决一系列具体业务问题时，他们当然想知道是什么问题及如何解决问题。恭喜你，你成功了！

销售是一种创造行为。显然，销售人员必须使自己与众不同，因为你的同行也在为争取潜在客户的关注而努力着。突出自己的最有效方法之一就是运用行为催眠术引起客户的兴趣。如果你能使潜在客户心甘情愿地关注你，你将能发掘更多的新客户，发现更多的需求，传输更多的价值，达成更多的目标，因此，你的销售业绩将会大幅增长。

杨安谈冥想与催眠

◆销售人员可以通过各种各样的方法，来唤起潜在顾客的好奇心，然后再把话题转到交易上来。

◆寻找到潜在顾客之前，首先面临的是如何接近潜在顾客，引起其注意和兴趣，使双方顺利转入洽谈阶段，这是销售能否得以成功的关键环节。

◆使某人感兴趣并非销售过程的终点。相反，它只是起点——因为好奇心将帮你确保拥有潜在客户的时间和注意力，以便你建立起客户信任感，发现其需求，展示方案并将向有利于客户做出采购决策的方向推进。

广告渠道、形式和内容的催眠元素

生活中处处都有催眠元素，广告中更是丰富。这些元素是企业实现销售目标的基本元素。

1. 广告渠道

（1）通过电台、电视、电影、幻灯、广播等媒体传递的广告渠道——视听催眠元素。

（2）通过报纸、杂志、印刷品等媒体传递的广告渠道——印刷催眠元素。

（3）在街头、建筑物、车站、码头、体育场（馆）、展览馆、旅游点等公共场所，按规定允许设置或张贴的路牌、霓虹灯、招贴等广告渠道——户外催眠元素。

（4）在车、船、飞机内设置或张贴的广告渠道——交通催眠元素。

（5）在商店、商品橱窗设置的广告渠道——售点催眠元素。

（6）通过邮政直接投递企业介绍、产品说明书等函件渠道——邮寄催眠元素。

2. 中国传统的广告形式

（1）口头广告催眠元素。即叫卖，这是最原始、最简单，至今仍最常见的广告形式。

（2）声响广告催眠元素。声响广告是利用工具发出声响来代替口头叫卖的一种广告。

（3）实物广告催眠元素。实物广告分两种形式：一种是通过陈列实物样品招徕顾客；另一种是在物品上插上草标以表示出售。在商品经济发达的今天，实物广告仍是商业广告中最基本的形式，只是展示设计的水平远远超过了古代。

（4）幌子广告催眠元素。幌子广告是经济略有发展后的产物。至今北方地区还有以酒旗作为酒店招牌者，酒旗通过远距视觉诉诸顾客，比实物广告和声响广告有了更大的进步。

（5）灯笼广告催眠元素。以灯笼为媒体的广告。

（6）悬物广告催眠元素。指把商品悬挂起来作为广告。现代修车补胎铺将旧车胎悬挂于高处，甚至有将摩托车立于门头之上者，都是悬物广告的沿用。

（7）招牌广告催眠元素。招牌悬挂于门前，能起到广告作用。

（8）印刷广告催眠元素。印刷业的广告。

现代广告除了继承古代广告形式外，主要特点是运用现代先进的媒体、精良的制作技术，创造高效率的广告形式，传播范围宽、传播速度快，广告对象广泛、艺术技巧高超。现代广告形式主要有报纸广告、杂志广告、广播广告和电视广告，此外还有橱窗广告、霓虹灯广告、路牌广告、电影广告、交通广告和空中广告等。主要是视、听、触、思等催眠元素。

3. 广告宣传的内容

（1）产品名称催眠元素。介绍应力求简单、易记。

（2）产品性能与用途的催眠元素。可利用文学、图片或照片等，介绍产品的质量、性能与用途等。

（3）说明产品使用方法的催眠元素。对于某些使用难度比较大且复杂的产品，广告中要附加使用说明，使消费者懂得如何使用。

（4）使用效果的催眠元素。广告中应向消费者介绍产品的使用效果。

（5）售后服务的催眠元素。广告中应向消费者明确说明产品出售后的服务内容，如实行"三包"、送货上门、规定保修期等。

（6）企业名称及联系方法的催眠元素。广告中要把生产和经营单位名称、所在地点、邮政编码及电报、电话号码等介绍给消费者，便于消费者联系购买。

广告作为一种宣传手段，直接关系到企业及其产品在顾客心目中的形象。对广告渠道、形式和内容的催眠元素的选择，必须对消费者负责，为消费者提供商品信息，引导消费者产生购买动机，促使消费者购买。

4. 广告渠道、形式和内容的催眠元素的选择

（1）简明易懂。广告不是产品说明书，它受播放时间和刊登篇幅的限制，不允许有太长的解说。这就要求广告的文字、图画以及其他部分，必须统一在特定的主题下，用最通俗和最鲜明的方式协调和谐地表达出来，力求语言精练，词语易记，图画清晰易懂，使消费者一听就懂、一目了然，并能在看后留下深刻的印象。

（2）独具特色。广告的构思必须富有创造性，在内容和形式上必须多样化，其总体应独具特色、吸引力强。切忌抄袭沿用、千篇一律、陈词滥调。只有设计美观新奇、构思精巧、具有特色的广告才符合消费者心理要求，从而吸引人们的注意力，促使其产生购买行为。

（3）具有美感。广告设计是艺术活动，因此必须遵循美学的要求，运用整齐、一致、均衡、对称、和谐等美学手段，给人以美的享受。也就是说，广告要用形象的语言、巧妙的构思、诱人的情趣，集中将商品特性表现出来，借以加强广告的感染力和说服力，激起顾客强烈的购买欲望。

总之，广告催眠元素应该鲜明，使消费者一目了然，重点突出，增加对

商品或服务的好感。应该符合产品定位的要求和目标市场的特点。既要有明确的针对性，又要与众不同，具有非同凡响的差异性。同时还要有利于活跃广告气氛，强化信息传递，加大对消费者的心理刺激，以取得尽可能好的广告效果。

杨安谈冥想与催眠

◆广告销售效果可以直接由厂家根据广告前一定时期、广告期间一定时期以及广告后一定时期的销售情况进行比较分析。

◆广告的诉求认知效果的测定主要可以通过市场调查了解目标用户对广告的接触率、注意率、阅读率、好感率、记忆率等进行测定。

◆不同的广告媒体其特点和作用各有不同。在选择广告媒体时，应全面权衡，充分考虑各种媒体的优缺点，力求扬长避短。

产品内外包装的形、色与催眠

何谓包装？我国在《包装通用术语》国家标准中注明："为在流通过程中保护产品、方便储运、促进销售，按一定技术方法而采用的容器、材料和辅助物等的总体名称。也指为了达到上述目的而采用容器、材料及辅助物的过程中施加一定技术方法等的操作活动。"可见，产品的包装首先是指各类用于盛装或包裹产品的容器或材料，指在搬运或储存产品时，为便于储运、保护产品的质量和价值以及产品的促销，而使用适当的材料或容器来保护产品，使其不受外来环境影响的方式。其次，产品包装也指运用一定方法手段用以上物品对产品进行包装的过程。

长期以来，包装以有形的、感性与理性交织的特点得到消费者的关注，并有力地推动了产品的销售和经济的发展。包装是一门综合性的科学，产品内外包装的形和色的设计更带有综合性、交叉性和艺术性。

在包装的形和色的设计中充分运用催眠元素，可以使包装更科学、更合理地适应商品特点，符合市场规律，满足消费者的需求。

1. 形状

包装的形状与搬运、储存与陈列都有很大关系。

首先，包装尺寸应该合宜、快捷、安全；其次，包装尺寸得当，适合运载工具及仓库容积方，还可充分利用运具和仓库空间，有效节约储运费用；最后，包装尺寸合宜、平衡得体，还有利于货架和橱窗陈列，充分发挥包装的促销功能。

另外，为了充分发挥包装的促销功能，包装的造型还必须雅致、美观。因为在现代经济社会新产品不断涌现和日益丰富的情况下，消费者的购买特点多属非专业购买，他们对某些商品，尤其是比较高档的商品的喜爱与评价，往往取决于商品的厂牌和包装的外形，而对商品本身，反而不易判断好坏。因此，生产企业应该充分利用包装形状以表示产品的品质和特性。

2. 颜色

包装采用什么颜色也是包装设计必须认真推敲的问题。大量实践证明，包装颜色得当与否，可以促进销售也可以阻碍销售。

不同的颜色可引起不同的情绪和联想，也可代表不同的象征。

如红色给人喜庆、兴奋的感觉，但在包装炸薯片时使用红色，却给人有炸煳的感觉。同时，颜色也有其文化催眠意义，如伊斯兰教地区，黄色象征死亡和不吉；法国、比利时讨厌墨绿色，因为那是纳粹军人的服色；我国某一纺织品公司，由于输往中东地区的床上用品采用黄色的包装而遭大量退货，后改用粉红色包装却大受欢迎。

此外，包装设计人员还可利用对比颜色或背景使包装显眼、突出。如在多数牙膏均采用绿色包装的情况下，如果某种牙膏采用红色包装，那么与其他各种牌号的牙膏一起陈列在柜台、货架或橱窗上面时，便会形成"万绿丛中一点红"的强烈对比，极易吸引顾客的视线。

3.产品内外包装的形和色的设计要求

（1）造型美观大方，图案生动形象，不落俗套，避免模仿、雷同。尽量采用新材料、新图案、新形状，引人注目。

（2）包装应和商品的价值或质量水平相配合，如贵重的商品、艺术品和化妆品包装要烘托出商品的高雅和艺术性。

（3）包装要能显示出商品的特点和风格。

（4）包装的造型和结构应考虑销售、使用、保管和携带的方便。

（5）包装上的文字应能增加顾客的信任感并指导消费。

（6）包装装潢的色彩、图案要符合消费者的心理要求，不与民族习惯、宗教信仰相抵触。

杨安谈冥想与催眠

◆包装是产品不可分割的一部分，产品只有包装好后，生产过程才算结束。

◆包装设计一般应达到三项目标：一是保护商品；二是促进销售；三是降低成本费用。

◆包装好比产品的衣着打扮，成为沟通产品与消费者之间的重要桥梁，同时也成为给人们提供多种生活方式的重要媒介。

培养销售人员的催眠技巧与训练

在销售活动中，销售人员既代表公司，又联系顾客；既要取得销售利润，又要为用户尽责。要完成如此艰巨的任务，销售人员就必须有较高的素质。因此，如何对销售人员进行培训，以符合企业的要求，是一项重要的工作。

1. 培养销售人员的催眠的技巧

（1）行动迷津催眠。

定义：行动迷津是一种印好的说明书，上面描述一个事件或一种状况，供受训人员分析。在每种状况后面是一组可选择的行动，受训人员选定后，就进入新状况的描述，面临新的行动选择。

特性与准则：为了引导所有学习者走向最后的结论，因此作出较差选择的人，通常比在初期状况作出最佳选择的人学得更多。

（2）脑力激荡催眠。

定义：受训人员就任何一个设定的主题尽量出点子，无须考虑是否实际，然后将之全部记录下来。

特性与准则：一位参与者的创造力可以激发另一位参与者，创造出原本无法预料的结果。

（3）个案研究催眠。

定义：由学员阅读个案资料，然后就讲师发资料时所提示的几个特殊情况考虑因素，并加以分析。

特性与准则：运用个案研究时，必须提供阅读的时间，以便对问题作总体分析，并对所检讨与解决的问题拟出纲要。

（4）研讨会催眠。

定义：研讨会是若干人为了分析一个主题或问题，规划行动方针，调整差异或达成所有上述目的而举行的集会。

特性与准则：可收博采众议、集思广益之效，最好让所有参与者轮流担任主席，每人带领一项活动或一段时间。

（5）自由讨论催眠。

定义：自由讨论是受训人员之间的对话，与社交谈话不同之处在于增加了一种限制，如主席、团体所需达成的特定目标、时间限制及事先安排好的议程。

特性与准则：检讨不同之处或矛盾的意见。若能有适当的指导，参与者与团体甚至可能借由讨论，创造性地运用这些矛盾。

（6）现场参观催眠。

定义：现场参观即整个班级到提供实景、声音、设备或作业的环境去参观。

特性与准则：现场参观在于获得直接的经验，或提供训练观念实际应用的机会。让受训者参观日后的工作现场有很大的优点，可让受训人员想象现场状况以及自己的工作情形。

（7）讲演催眠。

定义：讲演是由演讲人对受训的听众，进行组织性的口头陈述。

特性与准则：讲演要达成效果，应该把重点集中在单一的中心观念或主题，才不致使受训者一下子接受太多的资讯，却又无法系统性吸收。

（8）角色扮演催眠。

定义：角色扮演乃非戏剧性的扮演，以利于学习者能运用新学的认知原则与理论，去实验训练目标的行为或与目标有关的行为。

特性与准则：角色扮演应该和实际问题有直接关系，以增加员工的学习效果。

2. 销售人员的催眠训练

销售人员的催眠训练最常见的方式有在职训练、课堂训练、辅导、观摩、业余学习等。在这些训练方式中，被认为最重要的方式是在职训练，其次是课堂训练。当然，有些方式可以同时使用。

（1）在职催眠训练。在职催眠训练不是简单地交给销售人员一叠订货单、一本销售手册，然后令其外出推销。事实上，在职催眠训练要经过精心策划。在执行中，销售人员边干边学，并建立一套检查、评议制度，销售人员在每次销售访问之后还要进行自我评价，每天进行小结。

在职催眠训练的一个关键问题是受训人员必须接受训练人员的辅导，这种辅导可以请有经验的销售人员，也可请销售经理或者专职的销售训练人员担任训练人员。

在职催眠训练可以与辅导同时进行，即所谓的"一对一"催眠训练。

（2）课堂催眠训练。对许多公司特别是大公司来说，正式的课堂催眠训练是必不可少的组成部分。课堂催眠训练的优点主要有：①每位受训人员可以得到有关产品知识、公司政策、顾客和市场特征以及销售技巧等方面的标准化知识；②正式的课堂催眠训练可以为经理节省大量的时间，一名经理可以指导很多受训人员；③课堂催眠训练可以使用视听材料（如电影、录像等）、演讲、表演和案例讨论等；④课堂催眠训练也为销售人员间的相互学习提供了机会。

课堂催眠训练的缺点主要在于费用开支较大。为了节省费用，经理人员可能采用填鸭式的教学方式，造成受训人员理解和消化上的困难。

为了增加课堂催眠训练的效果，可以采取形式多样的教学方法。

第一，讲授法。讲授法是应用最广泛的一种课堂催眠训练方法。这种方法为单向沟通，它没法顾及每个受训人员之间的差异，而只能是尽可能地考虑整个培训班的最重要的、最普遍的训练需要。讲授法的最主要优点在于它的经济性，一个教员可以同时对许多销售人员进行培训。

第二，讨论法。讨论法可以给受训人员发表意见和交换思想、知识、经验的机会。讨论可以以小组为单位，也可以以班为单位。但讨论一定要有确定的主题，并要由经验丰富的人主持，以保证讨论能够围绕主题与中心进行。

第三，案例研究法。这种方法是依据案例，使受训人员能够根据各自的经验和知识，思考案例中所提出的问题，并探讨相应的策略。案例研究的目的在于鼓励和培养受训人员主动思考和解决问题的能力，而不是告诉受训人员解决问题的答案。

第四，示范法。示范法是指运用幻灯片、电影或录像带等进行的训练活动。如果主题是经过精心选择的，那么生动直观的教育能起到增强受训人员记忆效果的作用。

第五，角色扮演法。这也是许多公司常用的一种课堂催眠训练方法。该法是让受训人员在模拟销售中扮演销售人员，教员扮演购买者。角色扮演过程结束后，将由所有参加人员和旁观者对扮演者的表现加以评议，指出其优缺点，以帮助受训人员改进其销售技能，也能让其他人员从中受益。

杨安谈冥想与催眠

◆销售人员的主要职责是说服人们接受和购买公司的产品。他们向潜在顾客推销本公司的产品，并对他们使用产品的方式施加影响。

◆销售管理的重要工作之一就是建立一支合格的销售队伍。

◆在建立一支成功的销售队伍过程中，人是最重要的因素。企业一切产品与服务的销售都必须通过销售人员来完成。

销售员要把自己当作催眠师

在销售活动中，销售员经常会和潜在客户进行沟通，通过沟通将产品、公司及自己介绍给对方，并且让对方完全接受，不但为产品付款，还要让他成为长期的合作伙伴及朋友。这就需要用一些沟通的技巧。"催眠"就是其中一种行之有效的办法。销售员要把自己当作催眠师积极行动。

销售工作中最大的难点不是来自同行的竞争，而是客户本能的怀疑心理。这是销售人员最大的苦恼，也是销售工作中最大的障碍。而销售高手，每每能够在营造气氛、满足对方虚荣心、微笑服务等方面获得突破，从而迅速而有效地跨越这种障碍。

致力于催眠术的研究者们，在对销售高手的催眠技巧如营造气氛、满足对方虚荣心、微笑服务均表敬意的同时，研究发现，催眠在销售过程中的妙处，首先在于准确评价产品。准确评价是催眠暗示诱导的极重要的一部分，而评价是否得当、贴切则是决定其成败的关键只有准确评价产品，才能被人所接受，才不会引发人的怀疑心。很多产品广告的策划者们正是在这一点上拿捏得恰到好处，所以才大获成功的。

其次在于淡化销售意识，营造友谊氛围。尽管人们经常被外部世界操纵，但主观意愿上从来都是不愿意被他人所操纵。对于厂商而言，如果公众及消费者一眼就看出你的商业性动机，那么效果就会锐减。而这种不露痕迹对人的影响，正是催眠高手的手法。

此外，利用传媒事先渲染、烘托气氛，使得产品"亮相"之前，就已成为新闻界和街谈巷议的热门话题，就像在施催眠术过程中，把前期的气氛烘托当作一个重要的环节一样。事实上，事先铺垫本身就是一种宣传，更为销售高潮的到来奠定了良好的基础。

销售催眠大师可以运用以下三个催眠技巧：

第一，创造感觉法。恍惚是人们日常体验中的一种催眠状态，它是运用语言描述在我们心里创造一些图像、声音、气味、感觉等。不要等到顾客上门了才开始思考你的用词，平时就要一百遍一千遍地研究与练习你创造恍惚状态的语言技巧，或称为创造感觉的语言艺术。

第二，强化印象法。想要突出强调自己产品中的某些优势，有时我们就可以运用到强化印象法。强化印象法的首要方法是告诉客户，他们将把什么记住。我们一般是把创造感觉法与强化印象法一起运用的，这样能让语言产生一种无形的推动力与感染力。

可以注意到的是，有时我们在运用催眠技巧时，一些语言听起来可能不大合乎逻辑，而这没有关系，重要的是它们在切切实实地影响每一个人，并发挥作用。你可以用一些短句来达到强化印象的目的："你不可能忘记""这不可能忘掉""这么美妙的东西，相信你会记住""也许你会常常想起""这将会给你留下深刻的记忆"。你还可以用别人会感到难以忘记来加强你的建议被记住，如"你的孩子会因此而总是感激你的""你的妻子会永远记得你在这重要的一生，送给她这么一份美妙的礼物"。

你还可以讲个催眠性的故事，说几年前某一个人买了你的产品而今他的爱人还记得这件事，这就叫作"增值销售法"。这种方法描绘了一种效果长久的、很感人的画面。

第三，回忆往事法。当人们开始回忆往事时，很容易进入一种入神的状态，这时他们感情比较冲动，也易被影响。成功的销售人员、政治家与宗教领袖都擅长引导人们回忆往事，同时把自己的一些想法糅合到这些回忆中。通过让顾客回忆"以前的好时光"，再把这种感觉与你的产品联系在一起，是促使他购买你的产品的好方法。进入愉快心境的人，心情更开放，更愿意消费，也更乐意通过小小的放纵来满足自己。

这种方式是把积极的形象与你的产品联结在一起的一个好方法。有时，我们也可以运用负面的形象来推动他人购买。比如，你想销售"家庭保安系统"时，则可以用反面形象回忆来提醒他过去那种没有贼的放心的感觉："还记得以前吗？你可以整天不关门，钥匙就放在门前垫子下，大热天开着门睡觉也没什么可怕的。"当他回忆这段美好时刻的安全感时，你可以让他知道现在要怎么做才能重温那种感觉。也就是把你的产品与这份安全感联结起来。

需要强调的是，人们总是追求快乐、逃避痛苦的。把人们的快乐与方便和你的产品联系在一起，把痛苦与不便和没有使用你的产品联系在一起，这是影响人们决定的一个重要的关键。

上述催眠式销售是最基本的技巧，假如把这些技巧组合起来运用，就可以让你的语言充满感染力与推动力。如果说匆匆地阅读可以让你轻松地明白这是怎么回事，那么，大量的实践，则可以让它变成你语言中的一部分，就像呼吸一样自然地时时刻刻支持着你，让你的销售更简单。

杨安谈冥想与催眠

◆催眠式营销能简单、快捷、有效地达成销售目的。随着顾客对市场和产品知识的了解，销售过程也变得越来越复杂和困难。

◆催眠式营销更多地在于培养和建立顾客的信任，而常规模式的营销则是更多地依靠顾客的冲动，顾客在购买后往往会后悔，产生消费争议或造成售后服务的难度。

◆催眠式营销更多的是创造与顾客的双赢，因为催眠式营销要与顾客建立共识。而常规的销售更容易伤害顾客的消费利益。

不同客户需要采用不同的催眠术

正如世界上没有完全相同的两片树叶，销售员所接触到的客户也不同，这就要求销售员在和客户谈判时，能够尽快摸清他们的性格特征，掌握他们的消费心理，采取与之相对应的销售策略，这样才能迎合客户的心理，从而拉近彼此的距离，获得其认可。

1. 滔滔不绝的客户

那些喜欢讲话的客户经常高兴起来便滔滔不绝地说个不停，销售员即使有事也无法顺利脱身，这会让销售员停留的时间比预定的时间长很多，这样一天里能够访问到的客户数量便减少了。倘若在时机不当的情况下提出告辞，就会被客户认为服务不周而心生芥蒂。

销售员在面对客户滔滔不绝的局面时，不能心生厌烦，而应该及时控制和调节自己的内心情绪，以一种温和、耐心的态度对待客户。

2. 忙碌的客户

对于很忙碌的客户，销售员应该立刻谈到正题。此外，销售员应特别注意拖延时间的说话技巧，最好是讲三分钟、五分钟，而不是四分钟或六分钟，因为双数给人的直觉反应就是很多，这样会使客户怀疑我们讲的时间过长，导致无法安心地听下去。

3. 性急的客户

若遇到性急的客户连珠炮似的发问时，销售员一定要先听清楚对方的问题，等把样品拿出来时，可以不必按照对方问话的次序，向他说明使用的方法和好处，同时在这种情形之下，销售员要及时调整自己不耐烦的心理，让自己以一种平和的态度对客户说："请您稍等一下。"然后再慢慢地向他解说。

4. 从容不迫的客户

面对此类客户，销售员必须熟悉产品特点，谨慎地运用层层推进引导的办法，多方分析、比较、举证、提示，使客户全面了解利益所在，以期获得对方理性的支持。总之，与这类客户打交道，销售员要拿出有力的事实依据并耐心地说服讲解，否则谈判是不会成功的。

5. 始终沉默的客户

始终沉默的客户是销售员最难应付的客户。这种客户的戒备心理是很强的。当然，也有可能是他们性格就是如此，不喜欢讲话。

但是，这种不爱说话的客户并非绝对不开口，只要有他们感兴趣的话题他也能讲得很开心。所以，销售员应该及时调整自己的心态，克服自己消极对待的不良情绪，积极地寻找客户的兴趣爱好，然后从这方面入手，调动起他们的谈话兴趣。

6. 理智型客户

面对这一类客户，销售员要动作大方、行为坦诚，最关键的是要表现得坦诚，举手投足、一言一行一定要大方热情，是怎么样就是怎么样，该怎么样就怎么样，把产品直观地展现给客户。

7. 责任心强的客户

面对这样的客户，销售员态度要中肯，动作适度，把握分寸，既不能让对方生疏，也不可大造声势，给对方留下不可信赖的感觉。

8. 斤斤计较型客户

面对这样的客户，销售员在说话的时候一定要有所保留，表情、动作上也要故意给对方制造悬念，让对方一直处于期待中。因为这类客户喜欢占小便宜，在谈话的过程中，如果给他们一些小惊喜，往往会收到意想不到的效果。

9. 圆滑老练的客户

针对圆滑老练的客户，销售员要先克服自己的恐慌情绪，然后以一种镇定自若的心理去面对。销售员可以预先洞察客户的真实意图和购买动机，在谈判时造成一种紧张气氛，如现货不多、不久要提价、已有人订购等，使客户认识到只有当机立断做出购买决定才是明智之举。然后再着重强调客户购买后所得的利益与产品的优势，加以适当的"利诱"，如此双管齐下，常常可以使其下定决心购买。

10. 傲慢冷淡的客户

这种客户不太容易对付，销售员在向其推销的过程中，必须事先做好思想准备，用一种不屈不挠的心理去面对客户冷淡、傲慢的态度，甚至是刻薄的拒绝。适当的时候，销售员也可以采取激将法给予适当的反击。如此这般，极有可能引起客户的辩解表白，刺激他们的购买兴趣和欲望，从而促成交易。

杨安谈冥想与催眠

◆销售员在销售前应该做好充分的客户分析和准备。

◆每个销售员都希望以最好的姿态接待客户，这就需要善于总结，分清客户类型，然后根据客户的特性采取不同的接待姿态。

◆无论销售员面对哪一种类型的客户，都会不可避免地遭受到来自客户的压力和拒绝。此时，销售员要学会控制自己的情绪，调整自己的内心，以灵活多变的推销方式来应对不同的客户，这样才可以提升自己的销售业绩。

第九章

行为催眠的成功意义

成功是就目标而言的，离开目标谈成功，没有实际意义，是无水之源。目标有了，计划有了，接下来就是行动。如何对自己的行为进行催眠，直接关系到最终能不能实现目标。

将目标作为经常性冥想主题

人活着不能没有目标。没有目标的人生常常失去具体的行动方向，不知道该怎样去做，总是在迷惘中度过。有了目标就会不一样，它会使我们对未来的追求更加清晰。当目标被细化成一个个阶段和具体步骤时，我们的行动就更加明确。

每个人的目标可以不一样，但这些目标的基本元素和方向应该大致相同，即追求健康、幸福、美好、有意义的生活，实现自我价值和社会价值。

首先，进行冥想，在冥想中，确定你想达成的目标，而且是你真正想达成的目标。不要退而求其次，否则不能给你足够的动力和吸引力。只有真正想达成的目标，才能激发你无穷的动力，让自己无论如何也要实现它。想一想，什么是你真正想要的，并且可以通过艰苦奋斗实现的，再把这个目标确定下来。

其次，将这个目标尽可能清楚地用一句话写下来。在它下面写"理想场景"，然后将目标完全实现之后的场景确切地描写出来。以现在时态来描写，就当它已经是一个事实那样，越具体越好。

写完之后，在底部写上这样一句话：此事或更好之事，以全然圆满与和谐的方式，为着大局和长远的最高利益，此刻为我呈现。你还可以添加上其他你喜欢的肯定陈述，并签上你的名字。接着，安静地坐下，放松，在冥想中想象你的理想场景。

再次，请你摸着你的左手，发自内心地问自己："假如我现在已经达成了目标，我看起来会怎样？"想象你达成目标后的感觉，你出现在前面的屏幕中的模样，你身边格局的变化。看着前方，想象更多的细节、更鲜活的色彩，那些影像离你越来越近，像电影一样播放着你达成目标后的生活。

从次，做肯定陈述地将你的理想场景写到笔记本上、书桌上、床头，或挂在墙上。时常去看它，需要的时候做适当的修改，将它带到你的冥想中。如果你将它放在抽屉里忘记了，有一天你很可能会发现，在无意识地对其投入能量的情况下，它还会在你的生活中呈现出来；如果经常回顾以前的目标、理想场景和财富地图，就会惊讶地发现，你已经全然忘记的事情会奇迹般地出现在你的生活中。

最后，给予它正面的能量。要以积极的心态看待你专注的目标，并且鼓励自己往好的方向联想。向自己传递正面信息：它存在着、它已来到或是正向自己走来，同时设想自己正在接受和实现它。这些正面的声明被称为"肯定"，积极地肯定自己的冥想客体，把心中可能存在的疑虑和不信任暂时抛开，至少在某个美好的时刻别去想它，同时练习去感受你所渴望的事物是真实而可能的。

在练习的过程中，要注意以下几个细节：

（1）使自己达到彻底且深度的放松。

（2）在深度放松状态下开始想象你希望呈现的事物或情境。尽可能地细化这一过程，尽量享受它变成现实的那种美好。

（3）将意象保持一段适当的时间。同时，在心中默念一些与之相关的肯定、积极的词语，这些积极的肯定是冥想法非常重要的部分。

（4）在冥想结束时，说出或者默念一句积极的话："这个目标一定会实现的，一定会朝着更好的方向发展，大家的利益都会实现的。"这样可以给自己留出更大的憧憬空间，同时会提醒自己，个人利益的实现与集体密切相关，要时刻融入团队中。

（5）不要刻意回避冥想中出现的杂念，因为这样反而会给它们力量。只需让它们流经你的意识，接纳它们，然后继续回到你的正向陈述和意象中。

（6）要保证一定的时间，尽可能经常冥想。

（7）冥想不是幻想。冥想的目标要尽量贴近生活实际，如果你每天花费大量时间冥想自己中巨额彩票，那么这纯粹是在浪费时间。

杨安谈冥想与催眠

◆在众多树立乐观心态的方法中，最有效的莫过于自我暗示，即时刻暗示自己、提醒自己做个心胸宽广、沉着勇敢的人，有时候，对自己的鼓励和肯定胜过他人的千言万语。

◆把肯定的陈述放进你的写实图片中，同时一定要加上肯定陈述。

◆只有时刻活在目标中，去执行目标时，才能被目标催眠着前进。

强烈的意念就是冥想力

意识流聚于丹田，聚集产生能量，能量聚为意念。简单地说，修炼者在松静的状态中调节呼吸，将意识导引至丹田——这丹田是确实存在的，是生命力的聚散之源。当意识凝聚到一定程度时产生能量，随着修炼境界的提高，能量聚集为意念。将内丹自由运用，随时可运至五脏六腑、四肢百骸，可治病可强身可充盈活力，此种功力即是意念力。

人类的意念在制造或消除疾病方面的能力，是西方的实证科学所难以发现的，但它却实实在在地影响着每一个人的身体。

从中华传统健康修炼文化的易、道、医到今天西方的生命科学、生物物理学，宗派众多，百家争鸣。然而，要把健康修炼学用一句话说明白，是不是很难呢？我的回答：非也！

止观、冥想、禅定、内丹修炼、太极拳等各种功法，甚至于西方通灵学等，其最根本的作用——也可以说是健康修炼的真谛，就五个字：强烈的意念。

健康修炼的真谛是强烈的意念，背离意识的导引，任何健康修炼法都全无意义！明白了意念力的原理，再修炼冥想等健康修炼法或任何一种宗派的方法，将会事半功倍。

国际脑研究组织于 1999 年 12 月 9 日在德国科伦坡举办国际脑研究项目讲座组项目，根据其中"脑和意识的量子力学机制"的论述，可以得出这样的结论：意识是一种量子力学的实体，当有便于意识与脑相互作用的量子力学基础时，它可以具有独立的存在，它可以在人脑中定位。玻色－爱因斯坦凝聚态则将涌动的意识引向有意义的整体，并将其能量凝聚，形成意念，意念经导引而定向涌动时则形成意念力，大自然中最强大的力量就是精神凝聚的力量——意念力。

这都是眼前的事实，可以证明意识与意念的存在，它们有着比机械力更大的力量。佛家的坐禅、道家的内丹功以及静坐等修炼，是何道理？正是因为人体中有如此神秘的意念力。而这意念力就是冥想力。

以下是简易训练方法：

练习时，找一个安静之地，或坐下，或躺着；轻闭双目，呼吸平和，这即开始修心。排除一切杂念，不想任何事情，稍有思虑，则马上终止它，如此则"了知性本空，知则众妙门"。

该方法要求在修心时做到个"空"字。如《道德经》所说："致虚极，守静笃。"《健康修炼论》亦说："修性以保神，旷然无忧患，寂然无思虑。"这是说训练时只要做到心神虚静，无任何思虑就可以了。这可谓最容易做到的训练方法了，与佛家的"打坐"没什么区别。

《内经》云"恬淡虚无，真气从之，精神内守"，即是此意。言安闲清静，思想无杂念，此"虚无"之道也。"是以志闲而少欲，心安而不惧，形劳而不倦，气从以顺，各从其欲，皆得所愿。故美其食，任其服，乐其俗，高下不相慕，其民故曰朴。"这即是说，修心时要做到"虚无"，而在日常生活中也要做到：思想上能安闲而少欲望，心境安定而不惊恐，不过度劳倦，这样真气就能调顺，每人能随心所欲达到他的愿望。

杨安谈冥想与催眠

◆古人记述的所谓"修道"和"养性"之术，实际上都与个人意念锻炼有密切的关系。

◆人类的意识在制造或消除疾病方面的能力，是西方医学和实证科学所无法估量的。而我们健康修炼法，就是要发挥意识积极的作用，达到强身健体的目的。

◆各种功法皆以意念导引为核心，否则，只是照猫画虎，照葫芦画瓢，招式多么正确也达不到预期的效果。

愿望导引行动——心想才能事成

人的行为是受信念支配的，有什么样的信念，就会导致什么样的结果。心想才能事成，这是千真万确的。当这种意念与特定目的融为一体时，它的力量是强大无比的。

具体到我们的实际生活中，观念的下意识也常常为我们的成功加油助力，如果能够善于运用这种积极的心理力量，暗示自己成功的可实现性，那么，我们的生活可能真的就如同预期般一样心想事成了。

为了避免追求虚幻的或事与愿违的愿望，我们应当首先认清，哪些是我们在生命中真正要寻求的愿望，然后再设定出实现这个愿望的步骤。

有的人设立愿望之后，可能会感到吃惊，甚至有些不适应。但是，如果这个愿望适合你，就应该询问第二个问题："为了实现这个愿望，应该怎么做？"即便其中的一些要求难以立刻做到，对这些要求的理解依然有助于一个人把握正确的前进方向。至少，就算无法实现，最终的愿望仍可以铭记在心。这样，一个人就可以尽可能地接近愿望。不过，如果这个愿望并不是他们想要的，那么，就可以采用另一种方法，以便实现自己的愿望。

如果一个人并不期望达到某个愿望，但可以在一定程度上履行某个程序，那么就可以询问第三个问题："认真执行这个程序的人是否实现了这个愿望，如果是，他们获得了什么样的成就？"我们应当研究一下已经实现愿望的人，因为我们盼望在实现愿望之后，也获得与他们相似的成就。

假如我们找到了一个适合自己的愿望，但缺乏实施的能力，就必须明白一点，除非我们能正确地践行，否则是不可能达到这个愿望的。如果我们真的对这个愿望情有独钟，这就意味着，我们必须要符合所有的要求才行。

从另一个角度来说，假如我们不想做那些必不可少的事情，就真的需要诚实地问一问自己，那个目标真的是我们想要的吗？有时，我们也许并不热衷于终极愿望，那就应当实实在在地另辟蹊径，并遵循必要的修习程序。不过，要达到某个特定的愿望，我们也许不想尝试所有的步骤，也就是说，我们应当找到一种方法，然后按部就班地去做，直到真正地达成这一愿望。

（1）愿望必须是明确的、可达到的。明确地写出你的答案。比如，如果你想做个企业家，那么你想从事哪一行业，主要做什么业务？一定要尽可能地明确。

（2）把愿望写下来并问自己为什么要实现这个愿望。把愿望写在纸上，同时列出实现愿望的好处和理由。好处和理由越多，你就越能认识到愿望的重要性和必要性，从而更有动力和紧迫感。你可以把目标写在卡片上随身携带，经常用来参考，也可以把愿望深埋在心中。

（3）制定实现愿望的期限：没有期限，就等于没有愿望，有期限才会有压力。

（4）明确实现愿望过程中的困难和障碍。在一张纸上写出实现目标的过程中可能会遇到的困难和障碍，然后根据重要性和难度设定优先顺序，再仔细考虑解决问题的方法。

（5）找出能提供帮助的人和组织。列出在实现愿望的过程中，哪些人或者组织能为你提供帮助。一个人的能力毕竟有限，借助他人的力量，很多事情就能迎刃而解。

（6）根据愿望制订计划。如果愿望过于长远和虚无，你最好将目标细分为计划。为愿望制订一个切实可行的计划，一定要明确详细，年有年计划，月有月计划，周有周计划。

（7）不断调整和完善愿望。社会和条件是不断变化的，所以，根据实际情况调整和完善愿望是很有必要的。

（8）按期评估和考核。没有评估和考核，缺乏监督和调整，一切愿望都是没有意义的。

（9）马上行动，放手去做。没有行动，再好的计划也只是梦想。

心理学家经过调查发现，成功人士大都有两个共同点：第一，明确地知道自己的愿望；第二，能够朝着愿望坚持行动。愿望是人生的核动力，是效率的加速器，是战胜困难的自信心。所以，从现在就开始，向着你的愿望行动吧！

杨安谈冥想与催眠

◆思想上的松懈无疑是很危险的。我们的心意和周围的环境不断地在向我们发出挑战和威胁，为了抵达最终极的愿望，我们必须谨慎防备，积聚更大的内在力量。

◆反观自己的生活，我们会发现，最让人愉快的就是投入一个计划或项目中，全神贯注，心无旁骛。

◆当你有了一个让你为之激动的计划和愿望时，你的全部精力似乎都凝聚到了一点，你很快会取得突飞猛进的成绩。

痴迷行为是催眠后的效果

我在给心灵成长缺失的人进行心理辅导时，为了更快速有效地帮助来访者解决困扰，帮助其心灵成长，常常会运用到催眠，帮助其进入潜意识的世界，引导一个人疗愈其内在的伤，重建一个和谐、成功、快乐的内心世界，把过去的那些已经无效的思维模式和行为模式升级。于是不久，在面对一些事情时，这个人就开始有了新的思维模式，遇事的反应也大不同了。痴迷行为也是催眠后的一种效果。

有一名货车司机，出车运货的生活非常枯燥乏味，而且有着隐性危险。他经常单独跑在高速公路或者山路上，只有货车的"隆隆"声陪伴。不知从何时开始，只要一接到任务，他内心就会觉得不安，总觉得有什么事会在出车时发生，不是有车祸，就是会遭抢劫，使他一直心神不宁，如坐针毡。有几次在出车时还真的差点发生了事故。这种精神状态一直困扰着他，让他感到劳累不堪。他也尝试过好多方法，但都宣告失败。

于是，在朋友的介绍下，他选择了找我"催眠"，希望可以通过催眠来治疗这个心魔。

我首先给这位司机进行"暗示性测试"，慢慢地司机便进入了意境，跟着我的指挥走。我认为，他属于很乖的催眠者，催眠效果不错，每次都可以进入催眠状态并能完成我指挥的任务。每次催眠后，司机都会感到轻松愉悦，身心非常的舒服，头脑也有开窍的感觉。司机得到了很好的治疗效果，没有再在出发前感到过焦虑和产生无谓的担忧，每次都是开心地走，高兴地回。

更有趣的是，司机从此爱上了"催眠"，可以说是痴迷了。在每次出发前，他都要来找我接受催眠，而实际上哪怕是聊聊天，也会使他感觉不错。我告诉他，这个现象属于"安慰性心理"，每个人或多或少都会有这样的心理，特别是有心理障碍的人，他们特别想从有相关权威的人那里寻求得到肯定和慰藉。现在，这位司机整天一脸欣喜，在出车时除了货车的"隆隆"声陪他之外，自己偶尔也哼几句歌，现在一路都是美妙的声音！

生活在节奏超快、工作压力强度大的现代社会，不少朋友都会像那位司机一样有种喘不过气来的感觉，同时加上来自生活、情感、人际关系等方面的压力，许多朋友都感叹："太累了！我不知自己什么时候会倒下去，不知还能坚持多久！"身体上的疲惫可以通过休息、桑拿、按摩等来缓解恢复，然而心灵的疲惫却成了难题，"借酒消愁醒时忧"令我们感叹！天下之大，却难以觅得真正懂自己的、能让自己完全敞开心扉的知己诉说衷肠……

于是，长期积累的压力，慢慢地、一步步地侵蚀着我们的心灵。而当你跟随积极催眠的引导，你的心也将慢慢飘向属于你的心岛，在那里你的心灵将得到充分的梳洗，你也将重新认识你自己，你也将能与自己的心进行沟通。在你醒来后，你将会感觉轻松自在，精力充沛，散发出青春活力、自信、快乐的魅力。

杨安谈冥想与催眠

◆心灵净化是当下普遍关注的命题。在这个包容性越来越强的现代社会，催眠正在揭开它神秘的面纱。

◆对于一部分都市人来说，催眠已经成为他们生活的一种方式和态度。在为生活忙碌奔走之余，不妨到催眠师那里，让自己做一次非凡的心灵净化。

◆催眠后会痴迷的原因还在于，激活了身心的"快乐激素"。

只要够坚定，一定有办法

成功之门只为两种人开启：一种是有坚定意志的人；另一种是不畏惧险阻的人。的确，一个意志坚定的人，是不会畏惧艰难的。尽管前面有阻止他前进的障碍物，他仍不会有丝毫的退却，他会想办法排除障碍物，然后继续前进。跌倒也好，前路迷茫也好，只要他做好了准备，没有什么能阻止他前进。

一个人只要拥有足够坚定的意志，向着目标艰苦不懈地努力，那么，他一定有办法排除种种的不幸与困难，达到理想中的最高峰。

意志坚定的人，在社会中一定能够占得重要的位置，并为他人所敬仰。他的言语行动，表现出有定力、有作为、有主见、有生命之目标，而又必求达到其目标。他坚定地朝着目标前进，有如急矢之趋向红心。在这样的一种意志之下，一切的阴影都会消融逝去。

以下这些方法可以培养坚定的意志。

1. 目标明确

不要说诸如此类空洞的话："我打算多进行一些体育锻炼"，或"我计划多读一点书"。而应该具体、明确地表示："我打算每天早晨步行 45 分钟"，或"我计划一周中抽出五天每天晚上读一个小时的书"。

2. 积极主动

主动的意志力能让你克服惰性，把注意力集中于未来。在遇到阻碍时，想象自己在克服它之后的快乐；积极投身于实现自己目标的具体实践中，你就能坚持到底。

3. 下定决心

把实现某种转变分为四步：抵制——不愿意转变；考虑——权衡转变的得失；行动——培养意志力来实现转变；坚持——用坚定意志力来保持转变。为了下定决心，可以为自己的目标规定期限。

4. 权衡利弊

如果你因为看不到实际好处而对体育锻炼三心二意的话，光有愿望是无法使你心甘情愿地穿上跑鞋的。

5. 改变自我

然而光知道收获是不够的，最根本的动力产生于改变自己形象和把握自己生活的愿望。道理有时可以使人信服，但只有在感情因素被激发起来时，自己才能真正加以响应。

6. 注重精神

大量的事实证明，好像自己有坚定意志一样地去行动，有助于使自己成为一个具有坚定意志力的人。

7. 磨炼意志

当你培养了坚定的意志力，你会惊奇地发现它对你人生产生的重大意义。成功需要有坚定的意志力做保障，所以培养坚定的意志力是发展自我的第一步。有了坚定的意志力，就能够坚定不移地做自己认为正确的事情，而成功也就离你不远了。

除了以上几点外，还需要注意以下几点：

养成沉着冷静的气度。

让自己始终处于热情高涨的状态。

一定不能任性发怒，也别对焦躁不宁的情绪置之不理。

在极度愤怒的时候别做任何抉择。

假如自己很容易冲动，那就锻炼柔和平稳的性格。

如果根据以前的经验，可以断定自己过分保守，就努力造就坚决果断的习惯和乐观进取的精神。

假如你不能进行深刻的考虑，那就保持冷静。思绪混乱就相当于大脑里群龙无首的状态，它把意志力变得毫无用处。

别因为已经决定的事后悔，悔恨和积极情绪是死敌。假如你是在很镇静的状态下决定了某件事，而这个决定有很大的必要性，那么就不能改变。

别因为任何难题而偏离原来的轨道。

最优秀的意志力应该是充分应用全部有优势的条件"赶到对岸"，而不是全然不顾地摆脱每种环境的束缚。正确有聪慧的意志力把到达目的当成目标，而不是方法和手段。

把不明了的动机从脑海里排除。如同士兵一样，动机在进入大脑这个"队伍"之前也要经过严格的体检。

假如你常常不能果敢坚定地做出决定，那就要让英明果断的决心唤醒意志力。

千万要仔细认真地衡量动机，防止欲望占据的分量太大。

在思考动机和结果时一定要实事求是。

切记，谎话会消磨人的意志，腐化人的灵魂。

千万别做一件有可能危害别人和自己未来的事情。

用最崇高的自我价值判断准则来权衡你的动机。

将活跃主动的情绪培育成坚不可摧的习惯。

坚决不跟随其他人的想法或者模仿他们的做法。可能无意识中你有这样的想法，但要坚持用意志力思考出新颖的看法和观点，走不寻常的道路。

抛弃与你的慈善的感觉意识相悖的动机和行动。

假如职责和舒服、玩乐产生了矛盾，一定要多考虑职责。

一定要真诚地对待别人。

每晚就寝前对自己说："我一定能增强自己的意志。"每晚坚持想，就能增强自信，培养坚定意志力。但是，运用这个方法时，要注意下面几点：

第一，做好睡眠的准备之后再上床；

第二，声音（睡眠前放的音乐、广播等）不可太大；

第三，读书或自我期许之后就睡觉；

第四，上了床之后就不要再下床做其他的事情。

杨安谈冥想与催眠

◆多么令人无法相信的伟大事业也有人完成，其主要原因是，那些人都拥有不怕艰难的坚定意志力。

◆人生道路到处布满了荆棘，有着各种各样的挫折。走在这条崎岖的道路上，如果你不具备坚强的意志，那么你难以成就大事，你的一生只是平庸一生。

◆一个人拥有坚定的意志，就能够掌控自己的命运，担负起重大的责任，这样的人能够获得成功。

催眠原理：成事需要简单化

人生中的事情，往往只要你把它想得简单，它就简单；你把它想得难，它就难。然而生活中很多人遇事只会把事情复杂化，从而让自己一开始就背负着心灵的负担，最终不仅不能很好地完成任务或解决问题，还会让自己身心很疲惫，说不定半途而废。本来他们完全可以把事情看得简单些，这样就可以获得心灵的轻松真实，轻装上阵的好处就是，一开始就会让自己信心满满地面对漫长人生，坎坷生活。成事就需要这样的简单化。这也是催眠的原理：把复杂的问题简单化，其本身就是一种思维转化，一种创新，一种智慧，更是解决问题行之有效的办法。

从科学角度来讲，"简单化思维"并不是一种低级的思维方式，相反，它是一种特殊的思维方式，具有特殊的功效，能够帮助人们在处理事情和解决问题时，删繁就简，化繁为简，这需要足够的智慧和特殊的思维才能达到。历史上那些诺贝尔获奖者，无论大脑有多聪明，至关重要的一点是他们会把自己的思想建立在简单的基础上，然后延伸和深化，最终彻底攻破一个又一个难题，给人类做出特殊的贡献。

当然，把问题简单化并不是用简单的头脑、幼稚的想法去解决问题。生活中有很多人以为把问题简单化就是四肢发达，头脑简单，不会动脑，不会灵活变通，像机械一样运转的表现。其实不然，把问题简单化就是指以"简单"为核心的思维方式，用简单的思维方式让复杂的问题变得简单好处理。

高效能人士所需遵循的一项重要原则就是在做每一件事情时，问自己三个"能不能"：

第一，能不能取消它？

第二，能不能把它与别的事情合并起来做？

第三，能不能用更简便的方法来取代它？

依据这一原则，善于利用时间的人就能把复杂的事情简单化，办事效率有很大提高，不至于迷惑于复杂纷繁的现象，处于被动忙乱的局面。无论在工作中还是在生活中，为了提高效率，我们必须下决心放弃不必要或者不太重要的部分，并且把重要的事情进行有序化。

让问题简单化，你可以尝试做做下面的练习，把你该做的事情一一列出来，然后重新整合你的生活，提升你的生活规划能力。你会需要笔和记事本来做这一项练习。

第一，打开笔记本，在新的一页最上方写上今天（或明天）的日期，在日期底下，画三条竖线，区分出三个栏位，由左至右分别填入"将做的事""时间及地点"和"成果"。

第二，在第一栏"将做的事"里面，大概记一下今天你想完成的事，这个清单可长可短，只需要写下你觉得重要或者是非做不可的事，并且能够确保它们的完成，接着在"时间及地点"一栏当中仔细填入相关资料。

第三，一天结束之前，用10分钟来检查这张表，并且记录在"成果"那一栏，浏览自己一天当中所完成的所有事，给自己一个鼓励。紧接着，在新的一页做同样的记录，把明天的生活也规划出来。如果今天的事情还没有完成，那么把它列在明日将做事项中的第一位，继续完成。

杨安谈冥想与催眠

◆生活中有简单的问题，也有复杂的问题。简单的问题是简单的，复杂的问题只要能够把握住要点也是可以简单的。

◆把问题简单化，能让事情达到事半功倍的效果。

◆把问题简单化，成功的契机更容易被抓住。

行为被催眠，不会感觉累

身心疲累是当代职业人最常见的状态，而能否及时调节和扭转这种疲累状态直接关系到你能否精力充沛地去面对工作。生活的大潮不会驻足等待你的调整，所以你必须及时地改变自己的疲累状态。行为催眠法是消除疲累、保持心理平衡的好办法。

（1）确定好你所需的能源后，就开始制定如何获取这些能源的策略，不要过度地设定计划，也不要过分不足，别自以为是地认为自己要求不多。一定要记住，贪念是一个有志向者失败的最主要的原因。

（2）培养自己每天说或者做一些令人舒适的话语或事，你可以用电话、明信片等来达到这一目的。比如，送给别人一本励志的书籍，就会为他的人生增添一些绚丽的色彩。日积一德，就会永远保持一种愉快的心态。

（3）让自己领悟到，击垮自己的不是困难，而是面对困难时的心态。训练自己在绝望的环境中也不能轻言放弃，要抱有希望。

（4）促使自己养成千锤百炼的习惯，凭借自己的博爱与热情，去让这项习惯得以发挥。假如你可以把这一习惯培养成一种爱好，那就是最完美的事情了。假如不能，你也要记住，懒惰的心态迟早会转化为消极的心态。

（5）当你为问题的答案困扰时，不妨去试着帮别人解答问题，并从中找到你所想要的答案。在帮助别人的同时，你也会思考解决自己的问题的策略。

（6）每周都去阅读中国传统文化经典，直到你完全领悟为止，这样的书籍可以让你更明确积极正确的心态带来的智慧和益处。彻底计算一下你的财富，你就会意识到，自己最有价值的财富就是健全的思维，拥有它，你就可以主宰自己的人生。

（7）与你曾经冒犯过的人联系，并真诚地道歉，这项任务越困难，你就越能在道歉的过程中，完全摆脱内心消极的因素。

（8）我们在世界上所占据的空间，与帮助别人获得利益服务的本质与量化以及服务时所抱有的心态是成正比的。

（9）摒除你的坏毛病。在一个月的时间内，每天改掉一个，并在一周的末尾，去很好地反思结果，一定不要因为自己的自尊而让自己从此止步。

（10）一定要清楚自怜是自主精神的湮灭者，要相信自己才是值得依赖的人。

（11）把一生中所有发生的事件都看作是激励自己奋发图强的事件，你的时间不要给烦恼留下一席之地，即便是再凄惨的经历，也会为你带来巨大的财富。

（12）不要让掌控别人的念头出现在自己的脑海中，在这个意念没毁灭你之前，先下手为强，把你的精力都放在主宰自己上。

（13）把你所有的精力都放在自己想做的事情上，而不要给那些不良思维留下任何的活跃空间。

（14）以自己的方式生活，不要浪费多余的时间，落伍于别人。

（15）除非别人能够提供有力的证据证明自己观点的可靠性，不然就不能接受任何人的意见，否则就会因谨慎而被别人误导或被当成笨蛋。

（16）一定要知道人的能量不全来自物质，就像甘地带领他的民众获得的是自由并不仅仅是财富。

（17）让自己多运动，保持健康。生理上的病痛最容易让人丧失理智，你的身体与思维都要一起运动，来维持积极健康的心态。

（18）你要相信，爱是身心疾病的灵药，爱会改变以及调解身体内的生化反应，以便表现出积极正确的心态。爱也可以增强你的包容能力，接受爱的最佳方式就是你全身心地付出你的爱。

（19）一定要把希望、理想以及强烈的欲求与所达成的目标区分开来，其中只有强烈的欲求才会给你动力，而只有积极正确的心态才能为动力提供所需的能源。

（20）避开任何包含负面含义的说话方式，尤其是那些搬弄是非、吹毛求疵的行为，这些行为会让你的思维走向消极的道路。

（21）锻炼你的思维，让它引导你的人生走向更加积极的轨道。

（22）时刻展现真实的自我，没有人会喜欢与骗子谈心。

（23）给那些曾经帮助过你的人等量或者超量的回报。

（24）在半年内，尽量每周把本节阅读一次。半年后的你，就会实现一次历史性的蜕变。当你把所要求的习惯都学会，并调节好自己的思维，你的心态就会永远保持在积极的范围内。

杨安谈冥想与催眠

◆对于那些善意的指责，要虚心地接受，而不是采用消极的思想应对。把握每一次别人评价你的机会，利用每一次机会进行反思，并找出自己要改善的方面，不要害怕别人的批评，一定要正确对待。

◆坚信智慧的力量，它为你产生为引导以及主宰思维而拼搏所需的所有能量。

◆要记住，因果不空。你的付出，一定会得到同量或者超量的回报。